FISCHER

Christopher-Marc Gordon

Leben ohne Stress und Schmerzen

durch die neue

Faszien-Selbsttherapie

FISCHER

Die Wort-Bild-Marke Fascia-Releazer®
ist beim Deutschen Patentamt unter der
Nummer 30 2015 000 887 eingetragen

Haftungsausschluss: Die im Buch veröffentlichten Ratschläge wurden mit größter Sorgfalt erarbeitet und geprüft. Die gegebenen Informationen stellen jedoch keinen Ersatz für eine professionelle Beratung oder Behandlung durch ausgebildete und anerkannte Ärzte und Therapeuten dar. Eine Haftung wird nicht übernommen. Haftansprüche gegen Autor und Verlag, die durch die Nutzung der dargebotenen Informationen bzw. fehlerhafter und unvollständiger Informationen verursacht werden, sind ausgeschlossen.

FSC
www.fsc.org
MIX
Papier aus verantwortungsvollen Quellen
FSC® C083411

Originalausgabe

Erschienen bei FISCHER Taschenbuch
Frankfurt am Main, Dezember 2015

Redaktion: Bernd Neumann
Sachgraphiken: Peter Palm, Berlin
Satz: Fotosatz Amann, Memmingen
Druck und Bindung: CPI books GmbH, Leck
Printed in Germany
ISBN 978-3-596-03314-0

Für meinen Vater
Robin Olliver Gordon
und meine Mutter
Barbara Dorothy (Gordon) Foster

Inhalt

Vorworte

Aus klinischer Erfahrung wird engagiert-forschende Evidenz

Ich kenne und schätze Christopher-Marc Gordon seit mittlerweile 20 Jahren. Damals hatte er als Physiotherapeut bereits sein Zentrum für Integrative Therapie in Stuttgart gegründet und betreute gerade das Stuttgarter Ballett als leitender Physiotherapeut und Coach. Was jedem, der mit ihm zu tun hatte, damals schon auffiel: Man hatte es nicht nur mit einem überaus klugen und aufgeschlossenen Therapeuten zu tun, sondern auch mit einem forschenden Fachmann, der sich leidenschaftlich für eine inhaltliche und wissenschaftliche Weiterentwicklung auf dem Gebiet der muskuloskeletalen Medizin engagierte und sich nicht mit der auf diesem Gebiet verbreiteten Erfahrungsheilkunde (»Wer heilt, hat recht«) zufriedengab.

Kein Wunder, dass er heute zum engen Kreis unserer »Fascia Research Group« an der Universität Ulm gehört. Unser interdisziplinäres Team erforscht dort einen Bereich des menschlichen Körpers, der wie die Tiefsee ein bis vor wenigen Jahren stiefmütterlich vernachlässigtes Reich war: die Faszien. Mit jedem Lichtstrahl, den die Studien von uns und unseren internationalen Kollegen in das Dunkel werfen, begreifen wir neue Zusammenhänge zwischen Faszien, Muskeln und Schmerzen. Christopher-Marc Gordons beeindruckendes Wissen über das autonome Nervensystem, seine Fähigkeit, Studien zu planen und durchzuführen, externe Forscher und deren Ergebnisse zu integrieren und unsere Forschungsgruppe auf Kongressen sowie in öffentlichen Vorträgen zu vertreten, waren hier in den letzten Jahren von unschätzbarem Wert für unsere Gruppe sowie die internationale Faszienforschung.

Während der gesamten Zeit, in der Christopher-Marc in der Wissenschaft gearbeitet hat, konnte er in seinem Zentrum für Integrative Therapie mit seinem Team aus versierten Therapeuten vielen Patienten helfen. Doch er ging bei seiner Arbeit stets einen Schritt weiter als viele seiner praktisch tätigen Kollegen. Er evaluierte, was er und seine Mitarbeiter taten, um schließlich evidenzbasiert arbeiten zu können. Das bedeutet eine wissenschaftsorientierte Ausrichtung, in der bevorzugt solche therapeutischen Verfahren angewendet werden, deren Erfolge sowie Erklärungsmodelle einer kritischen wissenschaftlichen Hinterfragung am überzeugendsten standhalten. Um hierzu selbst beizutragen, führte er mit einem Team zahlreiche Studien durch, die das medizinische Verständnis zu den Wirkmechanismen einer faszialen Schmerztherapie an mehreren Fronten weiterentwickelten.

Ich weiß, dass Christopher-Marc Gordon neben seiner ernsthaften Forscherseele seit mindestens einem Jahrzehnt noch einen viel weiter reichenden Traum hegte, nämlich seinen Patienten Methoden an die Hand zu geben, die sie dazu befähigen, eine Vielzahl von Problemen, vor allem chronische Rückenschmerzen, selbst zu behandeln. Zu diesem Zweck entwickelte er in den letzten Jahren ein Gerät, den Fascia-ReleaZer®, das gerade auf den Markt kommt. Dass Christopher-Marc Gordon die Wirksamkeit des Fascia-ReleaZers® in mehreren Studien, auch zusammen mit der Universität Tübingen, nachgewiesen hat, mag er – so wie ich ihn kenne – als »eine Selbstverständlichkeit« bezeichnen. Ich selbst bin hier jedoch ein weiteres Mal von seiner authentischen Gründlichkeit mehr als beeindruckt, zumal er die Verbreitung dieses beeindruckenden Selbstbehandlungs-Werkzeuges so lange zurückhielt, bis die entsprechenden großangelegten Studien ausgewertet waren und ihn und uns von der hohen Wirksamkeit überzeugt hatten.

Das vorliegende Buch vermittelt nicht nur einen guten und allgemeinverständlichen Überblick über den aktuellen Stand der Forschung in Sachen Faszien. Es gibt der Leserin / dem Leser neben dem Wissen um die Zusammenhänge auch viele Übungen an die Hand – unter anderem mit dem Fascia- ReleaZer® –, um selbst etwas für ihre / seine Gesundheit und gegen den Schmerz zu tun.

Ich wünsche dem Buch und allen Leserinnen und Lesern einen faszinalen Erfolg!

Dr. biol. hum. Robert Schleip M. A.,
Direktor der Fascia Research Group, Universität Ulm,
Forschungsdirektor der European Rolfing Association

Ein Ansatz von oft erstaunlicher und anhaltend positiver Wirksamkeit

Die Arbeit von Christopher-Marc Gordon fußt auf zwei Grundpfeilern. Zum einen setzt er alles daran, die in der klinischen Praxis angewandten Therapien wissenschaftlich zu untermauern, eine gute angloamerikanische Tradition empirischer Wissenschaften, die mittlerweile als »evidenzbasierte Medizin« mehr und mehr Einfluss gewinnt, da sie vor allem den Patienten zugutekommt. Zum anderen betrachtet Gordon das Muskel- und Fasziensystem als dynamische Einheit, die sowohl mit dem somatisch-willentlichen als auch dem autonomen Nervensystem eng verbunden ist. Während die Faszien auch heute noch von vielen als passives Stützgewebe missinterpretiert werden – so wie man früher die sogenannten Gliazellen als so etwas wie »Dienstboten« für die Nervenzellen ansah –, nimmt Christopher-Marc Gordon die neuen Erkenntnisse über die aktive Beteiligung der Faszien bei Bewegung und Schmerzentstehung nicht nur auf, sondern stellt sie sogar in den Mittelpunkt seiner Arbeit. Aus diesem Verständnis resultiert eine Behandlungsmethode, die in besonderem Maße auf Selbstkontrolle durch die Patienten setzt: Mittels verschiedener Trainingstechniken sorgt der Patient / die Patientin so selbst für eine Harmonisierung von Faszien und Muskeln. Christopher-Marc Gordon bemüht sich stets darum, die Therapie auf ein wissenschaftliches Fundament zu stellen, das die physiologischen Mechanismen berücksichtigt. Dass der Ansatz insgesamt richtig ist, beweist die oft erstaunliche und anhaltend positive Wirksamkeit.

Prof. Dr. Dr. h. c. mult. Niels Birbaumer,
Leiter des Instituts für medizinische Psychologie und Verhaltensneurobiologie und des Zentrums für Magnetoenzephalographie (MEG), Universität Tübingen,
Ospedale San Camillo, Venedig

Einleitung

Chronische Schmerzen selbst behandeln

Millionen von schmerzgeplagten Menschen laufen viele Jahre, oft jahrzehntelang von Arzt zu Arzt, ohne wirkliche Hilfe zu finden. Sie bekommen vielleicht Medikamente in angemessener Dosierung. Oft genug ist aber noch nicht einmal das der Fall, und falls doch, so haben viele von ihnen unter den Nebenwirkungen zu leiden.

Der Grund, warum ich dieses Buch geschrieben habe, ist folgender: Ich will, dass jede Frau und jeder Mann selbst etwas gegen chronische Schmerzen unternehmen kann. Sie werden auf den folgenden Seiten deshalb alles erfahren, was dazu nötig ist. Und Sie werden verblüfft sein, mit welch einfachen Maßnahmen Sie deutliche Verbesserungen bis hin zu völliger Schmerzfreiheit erlangen können.

Seit ich im Jahre 1990 in Stuttgart das Zentrum für Integrative Therapie gegründet habe, haben mein Team – bestehend aus Physiotherapeuten, Osteopathen, Naturheilkundlern und Psychotherapeuten – und ich mehr als 100 000 Menschen behandelt, die unter chronischen Schmerzen vornehmlich im unteren Rückenbereich litten. Unser Behandlungskonzept nennt sich »Interdisziplinäre Faszien-Therapie« (IFT®), weil es verschiedene Verfahren integriert, die das Problem Schmerz auf ganz verschiedenen Wegen angehen und damit im besten Sinne »ganzheitlich« sind.

Meine Mitstreiter und ich fanden es immer wieder erstaunlich, wie effektiv unsere Methoden selbst viele Jahre andauernde Schmerzen lindern oder gar ganz beseitigen konnten. Um den Zusammenhängen auf die Spur zu kommen, widmen wir uns seit 2006 in Zusammenarbeit mit den Universitäten in Ulm, Tübingen, Memphis (USA), California (USA) und Palma de Mallorca (Mallorca) auch der wissenschaftlichen Arbeit. Die Grundfrage lautet: Warum funktioniert das, was wir tun, so gut?

Aufgrund unserer Studien wissen wir heute weit genauer als früher, wie chronische Schmerzen entstehen und was beispielsweise Stress damit zu tun hat. Vor allem aber wissen wir, dass wir drei Dinge bewirken müssen, um die Schmerzen zu beseitigen: Schmerzpunkte (sogenannte Triggerpunkte) im Muskel- und Fasziengewebe ausschalten, die Körperspannung regulieren und den Flüssigkeitsaustausch im Gewebe verbessern. Das Schönste daran ist, dass jeder das ganz allein schaffen kann, auf einfache Weise und mit geringen Kosten.

Auf Ihre Gesundheit!
Christopher-Marc Gordon

Faszien: das Multifunktionsorgan

Würde man alle Straßen und Schienen entfernen, ebenso Wasserleitungen, Kanalisation, das Telefonnetz sowie alle Radio- und Fernsehsender, nichts würde mehr so funktionieren, wie wir es gewohnt sind. Würde man in unserem Körper alle Faszien entfernen – das, was man gemeinhin auch als »Bindegewebe« bezeichnet –, wäre es noch viel schlimmer: Unser Körper würde seine Form verlieren und auseinanderfallen.

In einem Deutschland ohne Infrastruktur könnte man immerhin noch leben, in einem Körper ohne Faszien nicht. Denn die Faszien durchziehen unseren Körper wie ein Netz, umhüllen alle Organe, die Nerven, Blutgefäße, jeden einzelnen Muskelstrang, sie geben uns Form, halten uns zusammen.

Doch die Faszien sind weit mehr als nur formgebendes Füllmaterial. Wie Schienen und Straßen verbinden sie jeden Teil des Körpers mit jedem anderen, wie Wasserleitungen und Kanalisation sorgen sie für einen ausgeglichenen Wasserhaushalt, und wie wir über Telefonleitungen, Radio- und Fernsehwellen mit Informationen aus allen Ecken und Enden der Welt versorgt werden, liefern die Faszien dem Gehirn Informationen über den Zustand des gesamten Körpers, ob und wie der Mensch gerade geht, steht oder sitzt, die Muskelspannung und vieles mehr.

Wie vielfältig die Funktionen der Faszien tatsächlich sind, hat die Forschung erst in den vergangenen zehn bis fünfzehn Jahren ans Licht gebracht. Bis zum Jahre 2000 verzeichnete die weltweit größte medizinische Datenbank PubMed (www.ncbi.nlm.nih.gov/pubmed) jährlich maximal 400 Artikel zum Thema »Faszien«. Im Jahre 2014 waren es gut doppelt so viele – Tendenz steigend. Den Startschuss zu dieser Entwicklung gab vor allem der erste Kongress zur Faszien-Forschung (First Fascia Research Congress), der 2007 in Boston (USA) stattfand. Zum ersten Mal trafen sich hochrangige Wissenschaftler und praktisch tätige Kliniker aus der ganzen Welt, um ihr Wissen untereinander auszutauschen. Hielt man die Faszien davor lediglich für so etwas wie ein Regalsystem für Organe, das zufällig noch gut ist für den Schutz der Knochen in den Gelenken und als Verlängerung der Muskeln in Form von Sehnen, entpuppen sie sich mehr und mehr als unentbehrliche Tausendsassas.

Bevor wir uns um die großen Fragen kümmern – was Stress, Bewegung und Schmerz mit den Faszien zu tun haben und wie wir sie für unsere Gesundheit nutzen können –, möchte ich mit Ihnen auf den folgenden Seiten einen Ausflug machen in die unglaubliche Vielfalt dessen, was wir ehemals etwas abschätzig als »Bindegewebe« bezeichnet haben.

Das Netzwerk des Lebens

Wenn Sie heute ein Anatomielehrbuch aufschlagen, werden Sie Zeichnungen sehen, auf denen die Faszien immer nur dann im Vordergrund stehen, wenn sie als Sehnen oder Bänder in Erscheinung treten. Sehnen verbinden Muskeln mit Knochen, Bänder verbinden Knochen untereinander, und beide sind robuste, mit bloßem Auge gut erkennbare Strukturen, die mit Bewegung zu tun haben (mehr dazu ab S. 22). Darüber hinaus tauchen Faszien lediglich als Hüllen auf, die Organe wie Herz, Leber, Nieren oder Muskeln umschließen und unter denen erst das »Eigentliche« zum Vorschein kommt. Diese Sichtweise entspricht immer noch weitgehend der allgemeinen Lehrmeinung, nichtsdestotrotz ist sie grundfalsch.

Fangen wir ganz von vorn an: Etwa zwei Wochen nachdem die weibliche Eizelle und das männliche Spermium miteinander verschmolzen sind, beginnt sich der auf den ersten Blick noch ziemlich unspektakuläre Zellhaufen in drei sogenannte Keimblätter aufzufalten: Ektoderm, Mesoderm und Entoderm. Aus einem dieser Keimblätter, dem Mesoderm, entstehen Zellen, die zielgerichtet an bestimmte Stellen wandern, wo sie sich wieder teilen und weiterwandern, teilen und weiterwandern usw. Dabei bilden sie vor allem zwei verschiedene Arten von Strukturen aus: zum einen Hohlräume, Spalten und Grenzflächen, die im Laufe der weiteren Entwicklung zu Körperhöhlen werden, z.B. dem durch das

Bauchfell abgegrenzten Bauchraum, in dem sich Dickdarm, Milz und Leber befinden, zum anderen Fasern, die später beispielsweise zu Sehnen und Bändern werden: die Faszien.

Die verschiedenen Arten von Faszien sind dabei jeweils optimal an ihre Funktion angepasst: Faszienfasern, bei denen es darauf ankommt, dass sie großem Druck und Zug standhalten – etwa Sehnen, Bänder und Gelenkknorpel –, enthalten besonders viel festen »Klebstoff«, das Kollagen. Die Fasern in der Haut hingegen müssen sich wie ein Kleidungsstück unseren Bewegungen anpassen, und deshalb bestehen diese Faszienfasern aus dem Eiweißstoff Elastin.

Wir sind also buchstäblich durchzogen von einem dreidimensionalen Bindegewebsnetz, in dem alles mit allem verbunden ist. Sie verstehen jetzt sicher, warum der Mensch, würde man alle Bindegewebszellen aus dem Körper herauslösen, einfach zerfließen würde, und nur unsere Knochen und Zähne polterten als feste Bestandteile zu Boden. In Anbetracht der Bedeutung unserer Faszien ist es daher kaum verwunderlich, dass ihr Hauptbestandteil Kollagen etwa ein Viertel aller in unserem Körper verbauten Eiweiße ausmacht und 6 % des gesamten Körpergewichts beträgt. Bedenkt man, dass etwa 60 % des Körpergewichts pures Wasser sind, ist das schon eine ganze Menge.

Faszien befinden sich also fast überall im Körper. Sie

- verbinden Muskeln mit Knochen (in Form von Sehnen), Knochen mit Knochen (in Form von Bändern) und bilden die Kapseln, in denen sich unsere Gelenke bewegen;

- umhüllen alle Organe und Organsysteme: Als Bauchfell beispielsweise kleiden sie den Bauchraum aus, in Form des Brustfells umgeben sie die Lungen und liegen von innen am Brustkorb an, und als Herzbeutel bilden sie die Einfassung unseres Herzens. Sie umgeben auch Muskeln, Nerven, Knochen, Lymph- und Blutgefäße;
- durchziehen die Unterhaut, in der Blutgefäße, Nerven, Fettzellen etc. liegen, und verhindern, dass diese bei Bewegungen reißen;
- fassen Gehirn und Rückenmark ein, so dass diese gegenüber den sie umgebenden Knochen frei beweglich sind.

Ohne Faszien keine Bewegung

Faszien sind aus verschiedenen Gründen unverzichtbar dafür, dass wir uns bewegen können. Einen der Gründe haben Sie bereits kennengelernt: Das Netz aus Faszien, das unseren Körper durchzieht, schafft Bewegungsräume. Dadurch, dass alle Organe, jedes für sich, fein säuberlich in Faszien »verpackt« und alle Körperhöhlen mit Faszien ausgekleidet sind, können sich die inneren Organe – inklusive der großen Blutgefäße und Nerven – selbst bei den verrücktesten Yogaübungen problemlos so gegeneinander verschieben, dass sie nicht beeinträchtigt oder gar beschädigt werden. Oder nehmen Sie die Haut. Wäre sie mit all ihren winzigen Blutgefäßen, Nerven, Talg- und Schweißdrüsen sowie den zahlreichen Sinneszellen nicht von einem

Grundgerüst aus flexiblen Faszien durchzogen, wir würden uns schon beim leichten Bücken jede Menge winziger Verletzungen innerhalb der Haut zuziehen. Die Faszien sind dabei biegsam genug, um die Bewegung zu erlauben, und doch fest genug, um übermäßige Dehnungen zu verhindern.

Einen weiteren Grund, warum Faszien für Körperbewegungen unverzichtbar sind, erfahren Sie unentwegt im täglichen Leben. Damit beispielsweise der Bizepsmuskel unseren Unterarm anheben kann, muss der Muskel auf beiden Seiten mit dem Schulterblattknochen bzw. dem Unterarmknochen verwachsen sein. Schaut man sich die einzelnen Muskelfasern unter dem Mikroskop an, so erkennt man sehr deutlich, wie sie an den Enden in Bindegewebe übergehen, Faszien, die gebündelt die kräftigen Sehnen bilden, mittels deren die Muskelkraft auf die Knochen übertragen wird.

Faszien ermöglichen aber nicht nur Bewegung, sie unterstützen sie auch. Das zeigt sich ganz besonders deutlich an der Achillessehne: Sehnen können wie Sprungfedern wirken. Beim Aufsetzen des Fußes – beim Gehen, Laufen oder Hüpfen – nimmt die Achillessehne Energie auf und setzt sie explosionsartig wieder frei, sobald wir uns mit dem Fuß vom Boden abstoßen. Untersuchungen mit Angehörigen der Kikuyu im afrikanischen Kenia zeigen, dass Kikuyu-Frauen Lasten bis zu 20 % ihres Körpergewichts auf ihrem Kopf tragen können, ohne dass sich ihr Energieverbrauch dadurch erhöht. Möglich wird dies allein durch den Sprungfeder-Effekt der Achillessehne. Der gleiche Effekt verhilft übrigens Kängurus und Gazellen zu ihrem enormen Sprungvermögen.

Und eine weitere faszinierende Eigenschaft der Faszien soll nicht unerwähnt bleiben: Im Jahre 1993 fanden kanadische Wissenschaftler heraus, dass auch Fasziengewebe sich zusammenziehen kann. Drei Jahre später lieferten deutsche Forscher die Erklärung, als sie im Gewebe der Unterschenkelfaszie Muskelzellen entdeckten, deren Funktion es ist, dem Körper – zusätzlich zur Leistung der Muskeln – eine gewisse Grundspannung zu geben. Offenbar sind es beide Systeme, die für die Haltung unseres Körpers verantwortlich sind.

Der »Faszienschwamm«: Ver- und Entsorgung für die Zellen

Wie bereits erwähnt, besteht unser Körper zu etwa 60 % seines Gesamtgewichts aus Wasser. Das Gros dieser Flüssigkeit (70 %) befindet sich in den Zellen, der Rest außerhalb davon (30 %). Gut zwei Drittel dieses Wassers außerhalb der Zellen werden von einem Geflecht aus Faszienfasern gehalten, das wir uns wie einen Schwamm vorstellen können. Dieser »Faszienschwamm« (Fachbegriff: extrazelluläre Matrix) kann flexibel und verschiebbar sein – etwa in der Haut – oder auch hohen Drücken widerstehen, wie zum Beispiel im Gelenkknorpel.

Mitten in diesem Schwamm liegen die Körperzellen eingebettet, die alle mit Sauerstoff und Nährstoffen versorgt und deren Abfallprodukte abtransportiert werden müssen. Wie das funktioniert? Stellen wir uns vor, wir drückten in der Badewanne einen vollgesogenen Schwamm zusammen. Dabei pressen wir das darin enthaltene Wasser aus ihm heraus. Lassen wir ihn wieder los, so saugt der Schwamm neues, frisches Wasser auf. So ähnlich können wir uns die Transportfunktion unserer Faszien vorstellen: Wenn wir uns bewegen oder während wir z. B. massiert werden, wird der Faszienschwamm immer wieder zusammengepresst – und es gelangt frisches, nährstoff- und sauerstoffreiches Wasser zu den Zellen, während gleichzeitig die Abfallstoffe abtransportiert werden.

Der Faszienschwamm vor allem der Haut ist logischerweise die Struktur, die als Erstes bei Verletzungen in Mitleidenschaft gezogen wird – sei es, dass wir uns das Knie stoßen und uns damit eine Prellung mit Bluterguss einhandeln, sei es eine offene Wunde, die wir uns beim Sturz mit dem Fahrrad zuziehen. In beiden Fällen muss jede Menge repariert werden, und in beiden Fällen ist unser Immunsystem gefordert. Von daher wundert es keineswegs, dass gerade im Fasziengewebe eine Menge Zellen des Immunsystems (sogenannte Mastzellen) vorkommen, die bei der Wundheilung eine Schlüsselrolle spielen. Von ihnen ausgehend werden die Stoffe freigesetzt – Histamin, Serotonin und Heparin, an deren Ende im Idealfall die vollständige Wiederherstellung der verletzten Strukturen steht.

Der sechste Sinn: Faszien als Sinnesorgan

Die meisten von uns würden den Sehsinn wohl als unseren wichtigsten Sinn bezeichnen. Und der zweitwichtigste? Hören? Riechen? Schmecken? Falsch!

Wer nicht mehr sehen kann, muss viel entbehren. Doch er kann sich, zur Not auch ohne zu hören, zu riechen und zu schmecken, in seiner Umwelt zurechtfinden. Denn die wichtigsten Informationen – nach oder neben den Informationen über die Netzhäute in den Augen – kommen aus dem Gleichgewichtsorgan im Innenohr, den Tastempfindungen und unserem »sechsten Sinn«, der zum großen Teil in den Faszien sitzt. In seinem Standardwerk »Lehrbuch Faszien« von 2012 schreibt der Ulmer Faszienforscher Robert Schleip, dass das Fasziennetz etwa sechsmal mehr sensible Nervenendigungen als die Muskulatur enthält. Werfen wir also gemeinsam einen Blick auf unsere zweitwichtigsten »Messinstrumente«.

Wir spüren den Wind auf unserer nackten Haut. Wir können Buchstaben erkennen, wenn man sie uns mit der Fingerspitze auf den Rücken schreibt, und wir ertasten selbst kleinste Feinheiten, Strukturen und Unebenheiten, wenn wir mit unseren Händen über verschiedene Oberflächen streichen. Verantwortlich für diese Sinnesleistungen sind Messinstrumente, sogenannte Mechanorezeptoren, in der Haut. Diese Sinneszellen reagieren auf mechanische Reize wie Druck, Zug und Vibration, indem sie elektrische Impulse an das Gehirn senden.

Fünf verschiedene solcher Sinneszellen kommen in der Haut vor: bis zu 8,5 Millionen freie Nervenendigungen, 60 000 Merkel-Tastzellen, 500 000 Meissner-Tastkörper, 40 000 Vater-Pacini-Körperchen und eine unbekannte Zahl von Ruffini-Körperchen. Dabei haben all diese Sinnesfühler besondere Eigenschaften: Die Signale der freien Nervenendigungen beispielsweise werden zum größten Teil über langsame Nervenfasern zum Gehirn geleitet. Sie reagieren mit einem Schmerzimpuls auf starke Reize. Es scheint aber auch solche zu geben, die gerade schwache Reize vermitteln, etwa wenn wir mit einer Feder gekitzelt werden. Merkel-Zellen geben Auskunft über die Stärke eines Druckes und die Geschwindigkeit, mit der er sich ändert. Meissner-Körperchen können selbst dicht nebeneinander liegende Nadelpiekser noch unterscheiden. Vater-Pacini-Sensoren reagieren nur auf Druckveränderungen sowie Vibrationen, und Ruffini-Körperchen lassen uns spüren, wenn unsere Haut gedehnt wird und wie stark diese Dehnung ausfällt.

Sie sehen, schon die Messinstrumente der nur ca. 1,7 m^2 messenden Hautoberfläche vermitteln uns eine Vielzahl von Informationen über uns selbst und unsere Außenwelt. Darüber hinaus wimmelt aber auch unser gesamtes Inneres von Sensoren. Gemeinsam mit dem Seh- und Tastsinn liefern sie dem Gehirn wichtige Informationen, wenn wir z. B. ein edles Sektglas anheben wollen. Schließlich müssen wir die Kraft sehr fein dosieren, um weder das Glas zu zerbrechen noch es womöglich so schnell anzuheben, dass der Inhalt im Gesicht eines Partygastes landet. Sogenannte Muskelspindeln direkt innerhalb der Skelettmuskulatur messen dafür ständig die Länge und damit die Anspannung des Muskels. Andere Sensoren, die Golgi-Sehnenorgane, die ebenfalls in den Muskeln sitzen, melden dem Gehirn die aktuell aufgewendete Muskelkraft.

Doch all diese Messinstrumente sind nur ein kleiner Teil: Jede Muskelfaser, jeder Muskel, jeder Nerv, sämtliche Blutgefäße, alle Organe, die Gelenke, die Einfassungen der Körperhöhlen – sprich: die gesamten Faszien sind durchsetzt von Nerven und Sinneszellen. Wozu? Diese Sensoren tun das, was auch das Gleichgewichtsorgan, in beschränktem Maße die Hautsinne sowie Muskelspindeln und Golgi-Sehnenorgane leisten: Sie ermöglichen uns die Wahrnehmung unseres Körpers im Raum. Wir wissen jederzeit, wo sich unsere Gliedmaßen befinden, ob ein Bein gebeugt ist, wie stark wir das Lenkrad festhalten und vieles mehr. Das ist die eine Seite unseres »sechsten Sinnes«, unseres Körpersinnes, was die Wissenschaftler »Propriozeption« nennen (aus dem Lateinischen »proprius« = eigen und »recipere« = aufnehmen). Sämtliche dieser Sinnesreize werden unentwegt an das Gehirn gemeldet und dort zentral verarbeitet. Das Gehirn ist dadurch in der Lage, Bewegungen zu planen, zu kontrollieren und zu vollenden. Stellen Sie sich nur einmal vor, wie viel Rechenleistung für einen Salto auf dem Trampolin nötig ist!

Doch das ist längst noch nicht alles. Wenn Sie in sich »hineinhorchen«, was spüren Sie dann? Ihren Herzschlag vielleicht, ein Durstgefühl oder verspannte Muskeln? Ein Völlegefühl in Magen oder Darm? Den Füllstand Ihrer Blase? Eine Vielzahl von Sinneszellen aus dem Körperinneren meldet ständig, wie es uns »ganz tief drinnen« geht. Denn die Signale aus dem Körperinneren – genauer: aus unseren Faszien – gelangen ebenfalls in das Gehirn, einen Hirnteil, das limbische System, das für die Verarbeitung von Gefühlen wichtig ist, so dass die Informationen aus unserem Körperinneren eng mit unserem Gemütszustand gekoppelt werden.

Es ist wenig verwunderlich, dass die Verarbeitung dieser Sinnesreize bei manchen psychischen Erkrankungen wie Depressionen und Angststörungen gestört ist. In diesen Fällen sind die Signale aus dem Körperinneren offenbar besonders stark, aber unscharf, was letztlich zu einer Fehlsteuerung der Emotionen führt. Auch bei Menschen mit dem sogenannten Reizdarmsyndrom – das äußert sich u. a. durch Bauchschmerz, Durchfall, Verstopfung und Unwohlsein im Darm – ist das der Fall. Man vermutet, dass Signale aus dem Darm durch Stress und negative Gefühle verändert werden und die Symptome des Reizdarms auslösen.

Doch Stress kann uns nicht nur auf den Darm schlagen, sondern größte Auswirkungen auf unseren Körper und unser Wohlbefinden insgesamt haben, wie wir gleich sehen werden.

Stress: gefährlich und notwendig zugleich

Die gute Nachricht vorweg: Noch fühlen sich einer repräsentativen Umfrage der Techniker Krankenkasse aus dem Jahre 2013 zufolge vier von zehn Bundesbürgern selten (29 %) oder nie (13 %) gestresst. Die schlechte Nachricht: Jeder Fünfte (20 %) steht unter Dauerstrom. Dass das nicht ohne Folgen bleiben kann, sagt einem bereits der gesunde Menschenverstand. Die möglichen Folgen von Dauerstress reichen von Schlafstörungen über Depressionen bis zum oftmals tödlichen Herzinfarkt. Allein aufgrund der Diagnose »Burn-out-Syndrom« kommen pro Jahr fast zehn Millionen Krankheitstage bei Erwerbstätigen in Deutschland zusammen. Umgerechnet heißt das, dass etwa 40 000 Arbeitnehmer ein ganzes Jahr lang nicht zur Arbeit gehen.

Bevor wir uns gemeinsam anschauen, was Stress mit den Faszien zu tun hat, lassen Sie uns noch einen grundsätzlichen Blick auf das Phänomen Stress werfen: Was ist Stress eigentlich genau?

Auf die Balance kommt es an

Was haben ein erstes Date, eine Fahrt mit der Geisterbahn und die letzten Minuten vor einem Einstellungsgespräch gemeinsam? Genau, sie stellen – zumindest für die meisten von uns – eine Situation dar, die unseren Körper zu einer Stressreaktion veranlasst. Konkret bedeutet das: Das Mark der Nebenniere schüttet Stresshormone aus (80 % Adrenalin, 20 % Noradrenalin), die in Windeseile über die Blutbahn im ganzen Körper verteilt werden. Binnen weniger Sekunden wird unser Körper fit gemacht für Flucht oder Kampf. Dauert die Stresssituation länger an, d. h. mehrere Minuten, schüttet die Nebennierenrinde zur Unterstützung ein weiteres Hormon aus: das Kortisol. Die Hormone sorgen dafür, dass die Bronchien in den Lungen weitgestellt werden, um die Zufuhr des lebenswichtigen Sauerstoffs zu verbessern, das Herz schlägt schneller und pumpt mehr Blut, die Durchblutung von Haut und Eingeweideorganen wird zurückgefahren, und Muskeln, Herz und Gehirn bekommen eine Extraportion Energie in Form von Zucker (Glukose) bereitgestellt. Auch die Produktion von Sexualhormonen und die Schmerzempfindlichkeit werden reduziert – erotische Tagträume können wir uns bei Kampf oder Flucht nicht leisten, und wer bei körperlichen Auseinandersetzungen weniger Schmerzen empfindet, ist klar im Vorteil.

Betrachtet man die Stressreaktion vor dem Hintergrund

der menschlichen Evolution, so wird einem der Sinn dieser physiologischen Veränderungen sofort klar: Unsere Ururahnen mussten nicht nur vor ihresgleichen auf der Hut sein – Nachbarschaftsstreitigkeiten waren vor 100 000 Jahren vermutlich noch weit gewalttätiger als heute –, auch Säbelzahntiger und andere Räuber wollten ihnen ans Leder. Wer da nicht schnell genug weg war oder gut genug kämpfte, hatte keine Chance. Insofern waren Stress bzw. die Stressreaktion nicht nur sinnvoll, sondern überlebensnotwendig.

Sie werden nun vielleicht entgegnen, dass man die Fahrt mit der Geisterbahn und ein Vorstellungsgespräch wohl kaum mit dem Angriff eines Säbelzahntigers vergleichen kann. Stimmt, doch unser Körper kennt den Unterschied nicht. In unseren Genen steckt nämlich immer noch der Frühmensch, der ums Überleben kämpfen musste. Das ist auch gut so, denn die Stressreaktion ist für uns auch im heutigen Alltag hilfreich, und zwar nicht nur in Extremsituationen wie bei Verkehrsunfällen oder Unwetterkatastrophen, wenn Helfer manchmal fast übermenschliche Kräfte freisetzen, um Leben zu retten. Auch im Gespräch mit dem Personalchef können wir den leicht erhöhten Blutdruck durchaus gebrauchen, ebenso die geschärften Sinne, die unseren Vorfahren jede Bewegung eines Raubtieres und uns nun jede Nuance im Tonfall unseres Gegenübers wahrnehmen lassen. Dass jetzt Verdauungsfunktionen und erotische Phantasien ausgeblendet werden, hat auch nur positive Folgen – beides können wir gerade jetzt nicht gebrauchen. Und was ist mit der bei Stress gesteigerten Sauerstoffversorgung? Auch sie ist für die Prüfungssituation unerlässlich, da das Gehirn unter Volllast jede Menge O_2 benötigt.

Was also soll schlecht sein am Stress? Eigentlich nichts. Um gesund zu bleiben, benötigen wir sogar ab und zu Stress. Gesundheitsschädlich ist Stress aber, wenn er zu lange andauert, zu häufig auftritt und/oder keine Möglichkeit besteht, die Stresshormone durch körperliche Betätigung – Kampf oder Flucht! – abzubauen. Dabei kann Stress durch alles Mögliche entstehen, nicht nur durch Zeitdruck oder Überforderung, wie die meisten denken. Mögliche Stressfaktoren sind auch:

- unbefriedigende berufliche und private Verhältnisse, insbesondere wenn sie keine positive Perspektive aufweisen;
- zu wenig Schlaf und nicht dem biologischen Rhythmus entsprechende Arbeitszeiten (z.B. Schichtarbeit);
- Giftstoffe jeglicher Art (auch übermäßig viel Koffein, Nikotin und Alkohol).

Wir können mit vielen Stressfaktoren recht gut umgehen, sogar eine ganze Weile lang. Dass dies aber auf Dauer nicht funktioniert, wusste sogar schon der wohl berühmteste Arzt der Antike, Hippokrates von Kos (ca. 460–370 v. Chr.). Seiner Ansicht nach war Krankheit stets der Verlust des harmonischen Gleichgewichts zwischen Organismus und Umwelt. Wenn es jemand mit seinen individuellen Möglichkeiten nicht schaffte, den Umweltanforderungen gerecht zu werden, so wurde er krank. Auch wenn Hippokrates natürlich nicht Wörter wie Organismus und Umwelt benutzte, war er damit keineswegs weit von unserem Verständnis der Krankheitsentstehung entfernt.

Unsere heutige Kenntnis der Stressreaktion geht allerdings vor allem auf den österreichisch-kanadischen Mediziner Hans Selye (1907–1982) zurück, der erstmals 1936 in einem Brief an die angesehene Wissenschaftszeitschrift »Nature« die Folgen einer für seine Versuchsratten tödlichen Stressreaktion schilderte. In zahlreichen weiteren Artikeln – Selye schrieb insgesamt mehr als 1500 Zeitschriftenbeiträge und 32 Bücher – verfeinerte der wie besessen sieben Tage die Woche je zwölf Stunden arbeitende Wissenschaftler seine Theorien, benannte Stressauslöser als »Stressoren«, die körperlichen Folgen als »Stressreaktion« und führte nebenbei die erste sinnvolle Klassifikation der sogenannten Steroidhormone (z.B. Kortison, Testosteron, Östrogen) ein.

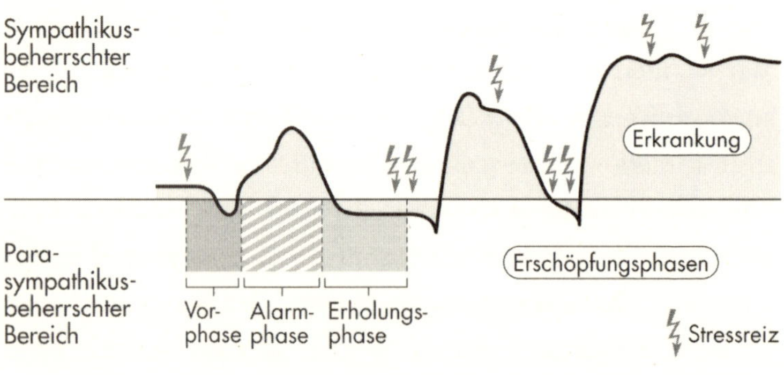

Abbildung 1: Wenn Erholungsphasen immer durch Stressreize unterbrochen werden, werden wir krank.

Die klassische Vorstellung Hans Selyes von der Krankheitsentstehung durch Stress sehen Sie in Abbildung 1: Wenn Stressreize anfallen, so folgt auf eine Alarmphase immer eine Erholungsphase, die notwendig ist, um Körper und Geist wieder ins Lot zu bringen. Fallen in diese Erholungspausen immer wieder neue Stressreize, so können wir uns nicht mehr erholen. Die Folge: Wir werden krank.

Die Stressreaktion geht immer von unserem sogenannten vegetativen oder autonomen Nervensystem aus. Im Gegensatz zum zentralen Nervensystem (ZNS), das auch die unserem Bewusstsein unterworfenen Teile des Gehirns umfasst, funktioniert das vegetative Nervensystem komplett automatisch, autonom eben. Es besteht neben dem »Darmhirn« aus zwei Nervenästen, die einander ergänzen und die Tätigkeit aller wichtigen Organe steuern: Sympathikus und Parasympathikus.

Ich vergleiche den Sympathikus gern mit dem Gaspedal, den Parasympathikus mit dem Bremspedal eines Autos. Bei der Stressreaktion beispielsweise ist es der Sympathikus, der die Herzleistung steigert, der Parasympathikus, der sie anschließend wieder herunterfährt. Stehen wir nun unter Dauerstress – geben wir also ständig Gas –, ist der Sympathikus permanent aktiv, während der Parasympathikus gar nicht zum Zuge kommt. Unter diesen Bedingungen kann es sein, dass das Bremssystem leidet und gewissermaßen Luft in die Bremsleitung gelangt. Wollen oder müssen wir dann irgendwann mal bremsen, so gelingt uns das kaum noch: Wegen der Luft in den Bremsleitungen müssen wir mit dem

Pedal »pumpen«, um überhaupt noch genügend Druck aufzubauen.

Wenn das der Fall ist, fällt es uns unheimlich schwer, zur Ruhe zu kommen, uns ganz zu entspannen – an Wochenenden oder im Urlaub zum Beispiel. Spätestens dann ist es notwendig, gegenzusteuern. (Wie das geht, erfahren Sie ab Seite 73.) Wer aber so weitermacht wie bisher und nur aufs Gaspedal drückt, fährt mit Vollgas in den Burn-out und muss irgendwann feststellen, dass er gar keine Kontrolle mehr hat, weder über das Brems- noch über das Gaspedal.

Wie gestresst sind Sie?

Natürlich spüren Sie ganz genau, wann Sie gestresst sind. Doch die große Perspektive, wie stark uns der Stress tatsächlich beeinflusst, gerät im Alltag leicht aus unserem Blickfeld. Die folgenden Aussagen sind nicht als streng wissenschaftlicher Test zu verstehen. Doch wenn Sie ehrlich zu sich selbst sind, lässt sich daran bereits eine ganze Menge ablesen. Zählen Sie bitte, wie oft Sie der Aussage zustimmen bzw. nicht zustimmen.

1. Mir ist es ganz wichtig, alle Aufgaben perfekt zu erledigen.
2. Ich schaffe es selbst am Wochenende und im Urlaub oft nicht, von der Arbeit abzuschalten.
3. Wenn andere ihre Aufgaben nicht schnell genug erledigen, werde ich nervös.

4. Leider fehlt mir meistens die Zeit, um Sport zu treiben.
5. Ohne mich würde es zu Hause und/oder am Arbeitsplatz nicht funktionieren.
6. Ich hasse es, mich auf andere verlassen zu müssen.
7. Wenn ich es mir finanziell leisten könnte, hätte ich längst gekündigt.
8. Ich möchte immer mit allen Menschen gut auskommen.
9. Ich habe schon das Gefühl, dass ich nicht mehr so kreativ bin wie früher.
10. Ich fühl mich immer häufiger ausgelaugt und energielos.
11. Sowohl am Arbeitsplatz als auch zu Hause bin ich meist ziemlich schnell gereizt.
12. Vertrauen ist gut, Kontrolle ist besser.
13. Ich habe oft Kopfschmerzen.
14. Meine Arbeit gibt mir schon lange keine Befriedigung mehr.
15. Ich habe keine Zeit für Erholungspausen und Urlaub.

Auswertung:

Null- bis fünfmal Zustimmung: Wer ist schon immer rundum zufrieden? Alles in allem sind Sie aber kein Kandidat für ein Burn-out-Syndrom. Weiter so!

Sechs- bis zehnmal Zustimmung: Sie sollten lernen, Stress zu vermeiden, indem Sie z. B. Aufgaben delegieren und auch einmal nein sagen. Sonst könnte es gefährlich werden.

Elf- bis fünfzehnmal Zustimmung: Sie müssen Ihren Umgang mit Stress dringend ändern. Setzen Sie bitte vor allem jene Techniken ein, die den Umgang mit Stress verbessern (ab S. 131).

Ausgleich schaffen mit Bewegung

Seien Sie ehrlich: Wie viel Sport treiben Sie? Die Weltgesundheitsorganisation WHO jedenfalls empfiehlt gesunden Erwachsenen zwischen 18 und 64 Jahren wöchentlich mindestens 2 ½ Stunden mittelmäßig anstrengendes oder 75 Minuten intensives Training, optimalerweise sogar fünf Stunden pro Woche moderates oder 2 ½ Stunden Powertraining.

Sie könnten getrost zugeben, wenn Sie das nicht schafften – Sie stünden keineswegs allein da. Denn nur etwa vier von zehn deutschen Frauen und Männern bewegen sich mehr als 2 ½ Stunden pro Woche so, dass sie außer Atem oder ins Schwitzen geraten. Oder anders herum: Sechs von zehn schaffen's nicht.

Ich denke, wir alle kennen die am häufigsten genannten Gründe: Laut einer repräsentativen Umfrage des Meinungsforschungsinstituts Forsa aus dem Jahre 2013 gibt fast jeder Zweite (46 %) Zeitmangel als Grund für die Sport-Abstinenz an, etwa jeder Vierte (23 %) den »inneren Schweinehund« und nahezu ebenso viele (25 %) Krankheit, körperliche Einschränkungen oder Übergewicht.

Auch wenn allenthalben Fitnessstudios wie Pilze aus dem Boden zu schießen scheinen, Fitnessvideos schon überall in Supermärkten zu haben sind und in Fernsehen, Hörfunk und Printmedien häufig über die Bedeutung von

Bewegung für unsere Gesundheit berichtet wird, treiben doch immer weniger Menschen regelmäßig Sport. Erhebungen der Techniker Krankenkasse (TK) zeigen, dass 2007 in Deutschland lediglich 44 % keinen oder nur selten Sport trieben, wohingegen es 2013 schon 52 % waren, also mittlerweile die Mehrheit der Deutschen.

Natürlich wissen wir alle, dass ausreichend Bewegung unserer Gesundheit nützt. Laut Weltgesundheitsorganisation WHO ist Bewegungsarmut für etwa 21 bis 25 % aller Brust- und Darmkrebsfälle, 27 % der Fälle von Diabetes mellitus (Zuckerkrankheit) und 30 % aller Herz-Kreislauf-Erkrankungen weltweit verantwortlich. Und nach Bluthochdruck und Übergewicht/Fettsucht, die laut WHO für ca. 16,8 bzw. 8,4 % aller Todesfälle in Industrienationen wie Deutschland verantwortlich sind, kostet Bewegungsmangel hierzulande 7 % der Menschen das Leben.

Haben Sie schon einmal etwas von der sogenannten Polypill gehört? Seit das Konzept im Jahre 2003 aufkam, wird es heftig diskutiert. Die Idee dahinter: Alle Menschen über 55 Jahren sollen täglich eine Pille mit mehreren niedrig dosierten Wirkstoffen gegen Bluthochdruck, erhöhte Blutfettwerte sowie möglicherweise andere »Problemwerte« schlucken, um Herz-Kreislauf-Erkrankungen vorzubeugen. Nun ist aber bekannt, dass sich mit einer vernünftigen Ernährung und ausreichend Bewegung ebenfalls viele Krankheiten nicht nur verhüten, sondern sogar behandeln lassen. Vor diesem Hintergrund haben spanische und US-amerikanische Wissenschaftler die aus Studien bekannten Fakten zur

Polypill und ihren Inhaltsstoffen denen körperlicher Bewegung gegenübergestellt. In ihrem Resümee stellen die Autoren fest, das es starke epidemiologische Beweise für die wohltätigen Effekte regelmäßiger sportlicher Betätigung gibt, die vermutlich weit über die Wirkung der Polypill auf die Herz-Kreislauf-Risikofaktoren hinausgehen. Auch übertreffen die Vorteile von Bewegung die der gebräuchlichen Medikamente allein schon deshalb, weil sie präventiv und auf verschiedene Körpersysteme wirken, und das bei geringen Nebenwirkungen und niedrigen Kosten.

Warum und wie körperliche Inaktivität – aber auch zu viel Sport! – die Faszien schädigt und welche Auswirkungen das hat, wollen wir ab S. 45 besprechen. Doch eine wichtige Frage wird immer wieder gestellt: Wie viel Sport ist eigentlich gut für mich? Die obengenannten Vorgaben der WHO sind ja gut und schön. Doch spiegeln sie nur wider, was epidemiologische Studien in gesundheitlicher Hinsicht hergeben, sagen jedoch nicht, wie bisherige Sportmuffel risikolos starten können, welche Sportarten ideal sind, worauf man allgemein achten sollte. Auch wenn dies natürlich kein Buch zur korrekten Trainingssteuerung werden kann und soll, hier doch das Wichtigste in aller gebotenen Kürze.

Auf die Plätze, fertig, los!

Für jeden Sporteinsteiger – auch alle, die längere Zeit keinen Sport getrieben haben – empfiehlt die Deutsche Gesellschaft für Sportmedizin und Prävention (DGSP) eine sportärztliche Vorsorgeuntersuchung. Das ist durchaus sinnvoll, da es immer wieder vorkommt, dass Menschen mit bislang unerkannten Krankheiten durch Sport mehr Schaden als Nutzen erleiden. So beträgt das Risiko, beim Joggen einen plötzlichen Herztod zu erleiden für über 35-Jährige immerhin 1:50000 bis 1:15000.

Die DGSP hat in ihren Leitlinien einen Fragebogen abgedruckt, der Hinweise darauf geben soll, ob eine sportärztliche Untersuchung erforderlich ist:

1. Hat Ihnen jemals ein Arzt gesagt, Sie hätten »etwas am Herzen«, und Ihnen Bewegung und Sport nur unter ärztlicher Kontrolle empfohlen?
2. Hatten Sie im letzten Monat Schmerzen in der Brust in Ruhe oder bei körperlicher Belastung (Anstrengung)?
3. Haben Sie Probleme mit der Atmung in Ruhe oder bei körperlicher Belastung?
4. Sind Sie jemals wegen Schwindel gestürzt, oder haben Sie schon jemals das Bewusstsein verloren?
5. Haben Sie Knochen- oder Gelenkprobleme, die sich unter körperlicher Belastung verschlechtern könnten?
6. Hat Ihnen jemals ein Arzt ein Medikament gegen hohen Blutdruck oder wegen eines Herzproblems oder Atemproblems verschrieben?
7. Kennen Sie irgendeinen weiteren Grund, warum Sie nicht körperlich/sportlich aktiv sein sollten?

Die Fachgesellschaft weist darauf hin, dass bei einer oder mehreren mit Ja beantworteten Fragen unbedingt eine Untersuchung erfolgen sollte, ebenso bei allen über 60-Jährigen.

Länger gesund leben mit Sport

Ich werde Ihnen ab Seite 139 genauer erklären, wie Sie mit Sport das Beste für sich herausholen. Hier schon einmal die Vorteile, die regelmäßiges Training bringt:

- Sport wirkt lebensverlängernd. Das haben bereits mehrere große Studien belegt. Eine dieser Untersuchungen verfolgte 1960 norwegische Männer im Alter von 40 bis 59 Jahren 16 Jahre lang. Dabei zeigte sich, dass von den fittesten in diesem Zeitraum nur halb so viele starben wie von den Couchpotatoes. Das Gleiche gilt natürlich auch für Frauen: Die große US-amerikanische Nurses Health Study, eine Langzeitstudie (läuft seit 1974) mit 116 654 weiblichen Pflegekräften, zeigte, dass von den sportlich Inaktiven (weniger als eine Stunde Sport pro Woche) 52 % mehr starben als von den fitten Damen. Und noch eine US-Studie, die der Frage nachging, ob sich die Sterblichkeit von Männern verringert, wenn sie erst spät mit dem Training anfangen, brachte das Ergebnis: Nach zehn Jahren war das Sterberisiko unter den Sporttreibenden um 44 % geringer als bei jenen, die weiterhin inaktiv geblieben waren. An den Genen kann's jedenfalls nicht liegen, wie eine finnische Studie mit 7925 gesunden eineiigen Zwillingsmännern und 7977 Zwillingsfrauen zeigte. Jene, die körperlich aktiv waren, wiesen eine um 56 % geringere Sterblichkeit auf als ihre sportmuffeligen Geschwister.

- Trainierte fühlen sich fitter, haben ein geringeres Körpergewicht, ein besseres Körpergefühl und wirken auf andere attraktiver.
- Das Herz des Freizeitsportlers arbeitet effektiver, was sich in verbesserten Blutdruckwerten, niedrigeren Pulsfrequenzen in Ruhe und unter Belastung, einer erhöhten Pumpleistung des Herzens sowie einer geringeren Herz-Kreislauf-Sterblichkeit zeigt.
- Sport hilft, mit Stress besser umzugehen, da der Sympathikus heruntergefahren und der Parasympathikus gestärkt wird.
- Es ist bekannt, dass Leistungssport das Immunsystem vorübergehend schwächt. So hatten 33 % von 150 zufällig ausgewählten Marathonläufern des Two Oceans Marathon in Südafrika zwei Tage vor bis zwei Wochen nach dem Lauf eine Infektion der oberen Atemwege, während es bei einer entsprechend ausgewählten Kontrollgruppe nur etwa die Hälfte waren (15,3 %). Das aber gilt nur für sehr intensiv betriebenen Sport. Moderater Freizeitsport stärkt das Immunsystem auf Dauer sogar.

Bloß nicht übertreiben!

Kein geistig gesunder Mensch würde ohne Training versuchen, eine 150-Kilogramm-Hantel zu heben. Leute, die meinen, ohne Training locker 30 Minuten laufen zu können, sehe ich dagegen fast jedes Wochenende. Man erkennt sie sofort am Keuchen und an ihrer extremen Gesichtsfarbe. Mit Gesundheitsförderung hat das leider überhaupt nichts zu tun. Denn ebenso wie die Muskeln, Sehnen und Bänder kräftig zulegen müssen, bis man hohe Gewichte stemmen kann, brauchen auch Herz und Stoffwechsel Zeit, sich an wachsende Anforderungen im Ausdauerbereich anzupassen. Das ist das Zauberwort: Anpassung, oder wie die Mediziner sagen, »Adaptation«.

Angenommen, Sie haben eine richtig große Wohnung und sich entschieden, alle Zimmer inklusive der Decken neu zu streichen. Wenn Sie nicht faul sind und sich ordentlich anstrengen, haben Sie am nächsten Tag mit ziemlicher Sicherheit einen ordentlichen Muskelkater. Was wir daran erkennen: Sie haben Muskeln benutzt, die sonst eher eine ruhige Kugel schieben und sich nun bei der ungewohnten Anstrengung winzigste Verletzungen zugezogen haben – es handelt sich bei Muskelkater nämlich nicht, wie man ehemals dachte, um eine Übersäuerung.

Was tun? Weiterstreichen oder erst einmal abwarten, bis die Schmerzen weg sind? Solange Sie sich überhaupt noch bewegen können, dürfen Sie auch weitermachen, allerdings mit deutlich weniger Einsatz. Denn Ihr Körper repariert jetzt die Schäden, so dass Sie ihm keinesfalls weiter zu viel zumuten, eher sogar einen Tag Pause gönnen sollten.

Der Muskelkater zeigt uns an, dass die untrainierten Faszien der betroffenen Muskeln an vielen Stellen verletzt sind und der Körper Entzündungsbotenstoffe freigesetzt hat. Wenn Sie jetzt zwei Tage lang kürzer treten und Ihren Körper seine Arbeit machen lassen, ist alles gut. Wenn Sie aber mit voller Kraft weitermachen, kann Ihr Körper den Heilungsprozess nicht abschließen, es entsteht ein permanenter Entzündungsherd. Und mit etwas Pech beginnt der Teufelskreis Schmerz, und Sie wundern sich auch zwei Wochen nach der Aktion noch, warum die Schmerzen im Nacken nicht nachlassen.

Aber grundsätzlich signalisiert der Muskelkater etwas, das wir eigentlich wollen: Anpassung! Ihr Körper »denkt« jetzt nämlich, dass er in der nächsten Zeit wohl noch öfter diese Muskeln benutzen muss, und beginnt sofort damit, die entsprechenden Muskeln und die sie umgebenden Strukturen – jede Menge Faszien! – zu verstärken.

Wenn Sie mit dem Training beginnen – egal ob Ausdauer- oder Krafttraining –, vollzieht Ihr Körper eine ganze Reihe solcher Anpassungsmaßnahmen: Die Muskeln wachsen, Sehnen und Bänder werden kräftiger, die Energiegewinnung aus Fett wird effizienter, ebenso wie die Sauerstoffversorgung der Zellen und die Pumpleistung des Herzens. All dies geschieht aber nicht etwa während des Trainings, sondern danach, während der Erholungszeiten. Dahinter steckt ein Vorgang, den Sportwissenschaftler »Superkompensation« nennen. Das Laufen ist der Trainingsreiz, der zur Ermüdung führt. In der darauffolgenden Phase der Regeneration füllt der Körper u. a. die erschöpften Speicher wieder auf und repariert überlastete Muskeln und Sehnen. Doch er tut etwas mehr als das: Er stellt einen Zustand her, der etwas besser ist, als er vor dem Training war.

Genau zu diesem Zeitpunkt, wenn ein neues, höheres Niveau erreicht ist, wäre der nächste Trainingsreiz fällig, damit der Körper diesen verbesserten Zustand weiter verbessert (»superkompensiert«), so dass es im weiteren Verlauf des Trainings zu einem steten Leistungszuwachs kommt.

Hier können zwei Dinge schiefgehen. Zum einen kann der nächste Trainingsreiz zu spät erfolgen, wenn die Verbesserungen bereits wieder verlorengegangen sind. In dem Fall passiert nichts weiter, außer dass es keine weitere Leistungssteigerung gibt. Zum anderen kann der nächste Trainingsreiz zu früh erfolgen, wenn die Regeneration noch nicht abgeschlossen ist. Geschieht dies mehrfach hintereinander, verschlechtert sich die Leistung sogar. Ein solches Übertraining macht sich unter anderem bemerkbar durch Schlafstörungen, Appetitlosigkeit und Konzentrationsschwäche. Falls Sie nach dem Sport derartige Symptome an sich entdecken, sollten Sie unbedingt einen Gang zurückschalten. Damit Ihnen das nicht passiert, sollten Anfänger nach einem anstrengenden Training 36 bis 48 Stunden warten, bis sie Ihre Laufschuhe wieder anziehen, wenn man schon länger dabei ist, reicht auch ein Tag zur Regeneration.

Die folgende Graphik stellt diese Vorgänge noch einmal dar: oben der Effekt mit zu kurzen Trainingspausen bzw. zu rasch aufeinanderfolgenden Trainingsreizen, in der Mitte das Training, wie es sein soll, und unten die zu selten erfolgenden Trainingsreize, die zu keinem Trainingseffekt führen.

Sie werden es sich schon gedacht haben: Trainingsreize sind Stress für den Körper. Wenn Sie richtig trainieren, wie im mittleren Schaubild gezeigt, handelt es sich um positiven Stress, auch »Eustress« genannt. Betreiben Sie Sport hingegen so wie auf dem oberen Schaubild, handelt es sich um negativen Stress, den Wissenschaftler auch als »Distress« bezeichnen. Wenn Sie ohnehin schon viele Stressoren in Beruf und Privatleben haben und sich obendrein noch auf diese Weise zusätzlichen Stress verschaffen – obwohl Sie mit Sport doch gerade etwas zum Stressabbau tun wollten! –, verschlimmern Sie die Situation bloß. Dann halten Sie sich schon lieber an das untere Schaubild – bringt zwar nichts, schadet aber wenigstens auch nicht.

Nebenbei bemerkt: Erkennen Sie die Parallele zur Abbildung 1 auf Seite 34, die die Krankheitsentstehung durch Stress verdeutlicht? Auch dort geht es um Reize, die – so sie zu rasch aufeinanderfolgen – negative Konsequenzen haben.

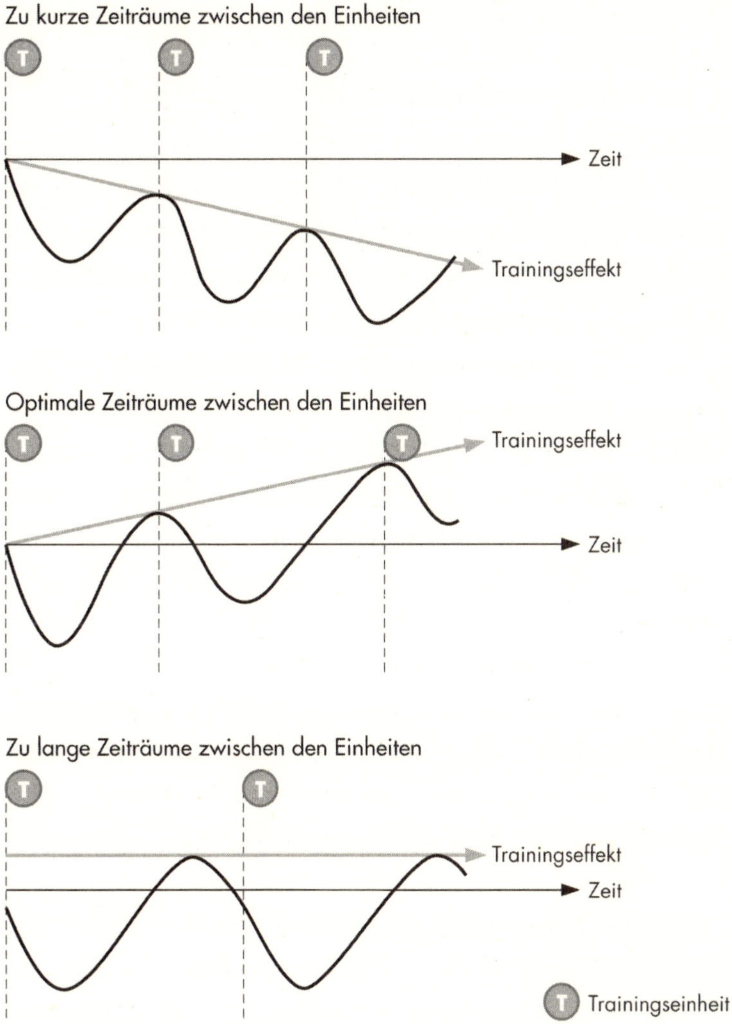

Abbildung 2: Ob ein Trainingserfolg zu verzeichnen ist, hängt vom Zeitpunkt des Trainings ab.

Volkskrankheit Schmerz

Die Schätzungen, wie viele Menschen in Deutschland unter chronischen Schmerzen (nicht tumorbedingten!) leiden, schwanken. Wissenschaftler aus Großbritannien, den Niederlanden und Deutschland ermittelten in einer Übersichtsarbeit aus dem Jahre 2011 einen Wert von rund 17 % für die deutsche Bevölkerung, das entspricht aktuell 13,8 Millionen Menschen, wobei die meisten unter Nacken-, Schulter- und Rückenschmerzen leiden.

Jeder zweite Patient sucht die Praxis von Allgemeinmedizinern wegen Schmerzen auf.

Angesichts dieser Zahlen ist es kaum verwunderlich, dass Schmerzmittel auf Platz fünf der verordnungsstärksten Arzneimittelgruppen in Deutschland stehen. Für sogenannte Analgetika – Medizinerlatein für Schmerzmittel – wurden im Jahre 2013 ganze 39,8 Millionen Rezepte ausgestellt, mit einem Nettowert in Höhe von 1,5 Milliarden Euro, davon etwas über die Hälfte (793 Millionen Euro) für Opioide wie Morphin und Codein, die nur gegen sehr starke Schmerzen eingesetzt werden. Zu den 1,5 Milliarden addieren sich noch die rezeptfrei in der Apotheken erstandenen Schmerzmittel wie Ibuprofen, Paracetamol, Diclofenac und Acetylsalicylsäure (ASS) in Höhe von etwa 445 Millionen Euro.

Allein für Schmerzmittel werden also in Deutschland jährlich knapp zwei Milliarden Euro ausgegeben. Rechnet man aber sämtliche Kosten für die Behandlung chronischer Schmerzen zusammen, so betragen diese etwa 6 bis 8 % der gesamten Gesundheitsausgaben (im Jahre 2013 waren das knapp 315 Milliarden Euro), also 18,9 bis 25,2 Milliarden Euro. Alles in allem – inklusive Fehlzeiten am Arbeitsplatz, Frühverrentung und ambulante sowie stationäre Therapie – kosten chronische Schmerzen die deutsche Volkswirtschaft jährlich 38 Milliarden Euro, das entspricht 12 % der gesamten Gesundheitsausgaben im Jahre 2013 bzw. 1,4 % des Bruttoinlandsprodukts, das im Jahre 2013 laut Statistischem Bundesamt 2737,6 Milliarden Euro betrug.

Das ist aber nur die eine Seite, die am einfachsten fassbare, weil in Euro verrechenbare. Die andere Seite ist die private, subjektive, die des persönlichen Leids. Sie lässt sich nicht bemessen.

Was ist das eigentlich, Schmerz?

Die Frage klingt banal, denn Schmerz kennt jeder. Man stößt mit dem Knie gegen einen Stuhl, schneidet sich beim Kartoffelschälen in den Finger oder nimmt einen Schluck zu heißen Kaffee. Die Folge: Es tut weh. Schmerzrezeptoren werden gereizt, die dem Gehirn melden: Achtung, hier ist was passiert. Ursache, Wirkung, ganz einfach, oder?

Nicht ganz. Schmerz ist so wichtig für das Überleben des

Organismus, dass er in modernen Lehrbüchern als eigener Sinn – der Schmerzsinn – aufgeführt wird, der über spezielle Sinneszellen (Nozizeptoren) in praktisch allen Organen sowie über eigene Nervenbahnen verfügt. Warum Schmerz so wichtig ist, zeigt eine glücklicherweise seltene, angeborene Störung, bei der die Betroffenen überhaupt keinen Schmerz verspüren. Diese Menschen verletzen sich von Kindesbeinen an so oft und oft so schwer, dass vielen von ihnen ein früher Tod gewiss ist. Diese Fälle offenbaren den primären Zweck von Schmerzen: vor Gefahren zu warnen, um diese zu meiden. Wer etwa versehentlich auf eine heiße Herdplatte fasst, wird sofort und ohne darüber nachdenken zu müssen, die Hand wegziehen. Erst kurz darauf spürt er den Schmerz.

Wie kann das sein: Ich reagiere, bevor ich spüre, was los ist? Das ist eine Eigenheit solcher Oberflächenschmerzen: Sie werden über verschiedene Nervenbahnen vermittelt. Die schnellen sind für die reflexhafte Reaktion zuständig, das Wegzucken. Die langsameren bringen uns zu Bewusstsein, dass das verdammt weh tut.

Passiert uns tatsächlich mal so ein Missgeschick, werden wir vermutlich aufschreien, wir werden uns ärgern, und unser Blutdruck wird nach oben schnellen. Haben wir uns hingegen schwer verletzt, kann unser Blutdruck stattdessen auch in den Keller sacken und uns ohnmächtig werden lassen. In jedem Fall werden wir uns in Zukunft am Herd besser vorsehen. All diese eben aufgeführten Punkte bilden das, was Wissenschaftler als Schmerzkomponenten bezeichnen, die

- sensorische Schmerzkomponente (die Wahrnehmung an sich),
- motorische Schmerzkomponente (das Wegzucken),
- psychische Schmerzkomponente (der Ärger),
- vegetative Schmerzkomponente (Blutdruckanstieg, -abfall) und die
- kognitive Schmerzkomponente (in Zukunft sind wir vorsichtig).

Das sind Schmerzen, die uns vor einer Gefahr warnen und uns zu unmittelbarem Handeln auffordern (»Hände weg von der heißen Herdplatte«). Schmerzen haben zudem den Sinn, uns von etwas abzuhalten. Haben wir uns beispielsweise den Fuß verknackst, sagt uns der Schmerz: Jetzt bloß nicht laufen und den Fuß belasten! Auch wichtig, denn nur so kann der Körper die erste Heilungsphase effektiv einläuten.

Neben den von der Haut ausgehenden Oberflächenschmerzen gibt es noch den sogenannten Eingeweideschmerz, der uns beispielsweise quält, wenn wir eine Blinddarmentzündung haben, eine Gallenkolik, ein Magengeschwür oder auch eine »Darmgrippe«, also eine meist von Viren hervorgerufene Darmerkrankung mit Durchfall und Erbrechen. Auch hier sind die Schmerzen ein Weckruf, zum Arzt zu gehen – oder zumindest zur Toilette.

Zusätzlich zu Oberflächen- und Eingeweideschmerzen definieren Wissenschaftler noch den sogenannten Tiefenschmerz, der von den Muskeln, Knochen, Gelenken und

Faszien ausgeht. In diese Kategorie von Schmerz fallen beispielsweise Kopf-, Nacken-, Rücken- und Schulterschmerzen, Schmerzen bei Muskelkrämpfen, Kniegelenks- und Hüftschmerzen. Um genau diese Form von Schmerz wird es in den folgenden Abschnitten gehen. Akuter Tiefenschmerz, beispielsweise nach einem Sturz, ist nicht das Problem – auch wenn er oft den Anfang bildet. Das eigentliche Problem entsteht, wenn Schmerzen ihren ursprünglichen Warncharakter verlieren und chronisch werden. Dann sehnen wir uns nur noch nach einem: dem Ende der Leidenszeit!

Eine Operation ist nur selten die Lösung

Ein akuter Bandscheibenvorfall tut so weh, dass wir uns kaum bewegen können. Der Schmerz zwingt uns zur Ruhe, so dass wir uns mit unbedachten Bewegungen keine zusätzlichen Schäden zuziehen und die Heilungsprozesse anlaufen können. Was aber, wenn Rücken, Schulter oder Nacken seit Jahren oder Jahrzehnten schmerzen, ohne dass sich eine organische Ursache wie beispielsweise eine defekte Bandscheibe oder ein kaputter Wirbel finden ließe?

Dieser Fall ist keinesfalls selten, sondern eher die Regel. Verschiedene Untersuchungen zeigen, dass sich nur bei etwa 10 bis 20 % der von Rückenschmerz Geplagten organische Schäden nachweisen lassen. Auf der anderen Seite belegen Studien, dass viele von uns mit einem Bandscheibenvorfall herumlaufen, ohne jemals Schmerzen zu haben. Einer US-amerikanischen Röntgenuntersuchung zufolge haben sogar ganze 92 % älterer Männer (Durchschnittsalter 70 Jahre) einen Bandscheibenvorfall, die allermeisten ohne dass sie davon etwas merkten.

Gleichwohl werden in Deutschland pro Jahr gut 400 000 Eingriffe an der Wirbelsäule durchgeführt, mit steigender Tendenz, wie der Krankenhausreport 2013 belegt. Er zeigt anhand der Analyse der Daten aller AOK-Versicherten, dass sich die Zahl der Eingriffe von 2005 bis 2010 – in nur fünf Jahren! – mehr als verdoppelt hat (+118 %).

Ob die OP etwas bringt? Das hängt unter anderem vom Alter, vom Körpergewicht und – kein Scherz! – vom Bildungsgrad, dem Familienstand des Patienten und anderen Faktoren ab. Tendenziell schneidet die OP in vergleichenden neueren Untersuchungen etwas besser ab als sogenannte konservative Therapien wie Massage, Physiotherapie etc. Dennoch weist die Mehrzahl der Studien einen Unterschied auf, der gen null tendiert. Kein Wunder also, dass der Münchener Orthopäde Dr. Martin Marianowicz zu dem Schluss kommt, dass 80 % aller Bandscheibenoperationen unnötig sind, weil Bandscheibenvorfälle in 90 % aller Fälle von selbst heilen. Diverse Erhebungen haben jedenfalls gezeigt, dass operiert keinesfalls immer gleich geheilt ist. Einer finnischen Studie zufolge mussten sich 14 % der Patienten erneut an der Wirbelsäule operieren lassen, 16 % von ihnen sogar mindestens zweimal.

Oftmals, leider nicht immer, sind diese Schmerzen in

Rücken, Schulter und Nacken heute erklärbar, auch wenn man die Ursachen weder auf dem Röntgenschirm noch im Computer- oder Kernspintomogramm sehen kann. Denn unser Wissen über unseren Bewegungsapparat und insbesondere die Faszien sowie die Zusammenhänge mit unserem Nervensystem hat sich in den letzten Jahren sprunghaft verbessert. Wir verstehen noch nicht alle Vorgänge im Detail, dennoch können wir die Schmerzen in sehr vielen Fällen lindern oder sogar beseitigen. Ohne Operation.

Was die Faszien gefährdet und zu Schmerzen führen kann

Lassen Sie uns noch einmal kurz rekapitulieren, was wir bisher über die Faszien wissen. Die Faszien sorgen dafür, dass

- sich in unserem Körper alle Organe, Muskeln, Nerven usw. bis zu einem gewissen Grad unabhängig voneinander bewegen können;
- Muskeln ihre Kraft übertragen können und Knochen zusammengehalten werden (durch Sehnen und Bänder);
- Knochen nicht auf Knochen scheuern (Gelenkknorpel);
- Bewegungsenergie gespeichert und ruckartig wieder abgegeben werden kann (Achillessehne, Sprungfedereffekt);
- die Haut auch bei Yogaübungen nicht reißt;
- die Zellen mit Sauerstoff und Nährstoffen versorgt und ihre Abfallprodukte entsorgt werden;
- in unserem Körper eine Grundspannung herrscht;
- wir unser Inneres fühlen können, sowohl im positiven Sinne als auch im negativen (Schmerzen);
- jeder Teil unseres Körpers mit jedem anderen Teil verbunden ist.

Bitte behalten Sie diese Funktionen der Faszien im Hinterkopf, wenn wir uns jetzt klarmachen, wo möglicherweise Probleme auftauschen können. Zuvor aber noch ein grundsätzliches Wort: Sowohl der menschliche Körper als auch die Psyche sind außerordentlich fehlertolerant. Es leiden »nur« 10 bis 30 % der Deutschen unter chronischen Schmerzen, 70 bis 90 % tun es eben nicht! Und das, obwohl mehr als die Hälfte der Bundesbürger mehr oder weniger häufig unter Stress steht (s. S. 30) und Stress – wie wir gleich sehen werden – ein wesentlicher Baustein bei der Entstehung chronischer Schmerzen ist. Also machen Sie sich keinen Stress mit dem Stress! Einen meiner Vorträge habe ich überschrieben mit dem Satz »Make stress your friend«, »Mache den Stress zu deinem Freund«. Denn wenn ich weiß, was mich stresst und wie ich dann normalerweise reagiere, kann ich 1. den Stress zu vermeiden suchen, 2. andere Strategien entwickeln, damit umzugehen, und 3. Methoden nutzen, die meine persönliche Stressschwelle verändern.

Haltung ist alles

Kennen Sie noch das Gefühl, vollkommen entspannt zu sein? Wenn man als kleines Kind in einer behüteten – nicht überbehüteten! – Umgebung aufwächst, ist das ein normaler Zustand. In der Pubertät, mit all ihren emotionalen Achterbahnfahrten, hat der Zustand vollkommener Entspannung für die meisten schon echten Seltenheitswert.

Überlegen Sie einmal, ob Sie damals nicht auch stets darauf achten »mussten«, sich so zu ver-»halten«, dass Sie akzeptiert wurden. Zu meiner Zeit jedenfalls war es so, egal ob man zu den »Machern« gehörte oder zu den »Mitläufern«. Jede Rolle hatte – und hat wahrscheinlich auch heute noch – ihren eigenen Ausdruck, der sich auch in der Körpersprache, in der Haltung zeigt.

Es soll tatsächlich Menschen geben, die auch im Erwachsenenalter noch ganz entspannt im Hier und Jetzt, im Einklang mit sich und ihrer Umwelt leben, tun, was ihnen Freude bereitet, es dann tun, wenn sie möchten, und mit dieser Lebenshaltung von allen anderen Menschen in ihrer Umgebung akzeptiert werden. Der Normalfall ist das aber nicht. Die meisten von uns sind nur selten völlig entspannt. Vielleicht nach der Sauna, wenn wir wissen, dass wir am nächsten Morgen ausschlafen können, wenn wir etwas geschafft haben, das wir schon lange vorhatten, oder nach gutem Sex mit einem geliebten Menschen. Es sind solche Momente, in denen wir die Grundspannung unserer Muskeln und Faszien spüren können, wenn wir in uns hineinfühlen.

Was aber die wenigsten von uns selbst in einem solch entspannten Zustand fühlen können, sind all die muskulären Dysbalancen, die wir bis dahin in uns angehäuft haben. Nehmen wir ein extremes Beispiel: Angenommen, eines Ihrer Beine wäre von Geburt an kürzer als das andere, was würde geschehen? Zunächst einmal würde das gesamte Becken natürlich schief stehen. Da es nun aber für unseren

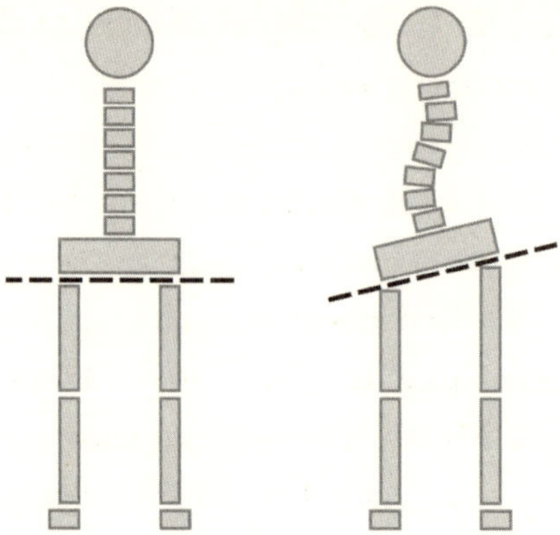

Abbildung 3: Ist ein Bein kürzer als das andere, ist die gesamte Körperstatik gestört.

Körper so etwas wie ein Grundgesetz ist, dass der Kopf gerade gehalten wird – dass also die Gleichgewichtsorgane in den Innenohren parallel zum Erdboden sind –, muss der Bereich zwischen Becken und Schädel angepasst werden. Das allerdings geht nur, indem die Muskeln die von vorn betrachtet eigentlich gerade Wirbelsäule mehrfach krümmen (s. Abb. 3).

Sie können sich sicher vorstellen, dass die Muskeln dabei an manchen Stellen gedehnt, auf der gegenüberliegenden Seite hingegen verkürzt werden. Neben dieser anatomischen – also tatsächlichen – Beinlängendifferenz gibt es auch eine sogenannte funktionelle Beinlängendifferenz, bei der die Beine zwar gleich lang sind, das Becken aber in einer schiefen Stellung an der Wirbelsäule (genauer: am Iliosakralgelenk) befestigt ist. Den praktischen Erfahrungen der Physiotherapeutin Lilo Cross zufolge ist dieser Fall sogar deutlich häufiger anzutreffen als eine »echte«, eine anatomische Differenz.

Doch es bedarf noch nicht einmal solcher anatomischer Auffälligkeiten, um die Muskelketten zu verändern. Es reicht, wenn wir uns bestimmte Körperhaltungen angewöhnen, die im Laufe der Zeit – steter Tropfen höhlt den Stein! – manche Muskeln verkürzen, andere dehnen. Achten Sie einmal darauf, wie Ihre Mitmenschen stehen oder sitzen. Viele schlagen beim Sitzen gewohnheitsmäßig ihre Beine übereinander und neigen dabei ihren Oberkörper zur Seite. Andere verbringen viele Stunden auf dem Sofa mit seitlich untergeschlagenen Beinen, ebenfalls zur Seite geneigt. Wieder andere haben es sich angewöhnt, ihre Arme verschränkt zu halten oder beim Stehen ihr Gewicht immer nur auf ein Bein zu verlagern, wobei die Muskelketten des Rumpfes auf der einen Seite gedehnt, auf der anderen verkürzt werden.

Es ist kein Problem, wenn man »mal« schief sitzt, die Beine übereinanderschlägt etc. Zum Problem werden Fehlhaltungen nur, wenn sie 1. aus anatomischen Besonderheiten resultieren und deshalb sozusagen von unserer »Hardware« festgelegt sind oder wenn sie 2. als Gewohnheit Tag für Tag über Jahre und Jahrzehnte hinweg wiederholt werden. Das Dumme daran: Sie werden so etwas gewiss bei vielen Menschen Ihrer Umgebung feststellen können, an sich selbst meist jedoch nicht. Man sieht vielleicht im Spiegel, dass die eine Schulter tiefer hängt als die andere, erkennt jedoch nicht die Ursache. Zudem sind derartige körperliche Fehlhaltungen oft nicht einfach nur eine dumme Angewohnheit, sondern Folge einer inneren Haltung, die wiederum häufig auf Stress, manchmal auch auf Ängste zurückzuführen ist.

Wie aber können diese Fehlhaltungen Schmerzen auslösen? Die von den meisten Fachleuten akzeptierte und gut mit entsprechenden Studien unterfütterte Theorie lautet wie folgt:

- Die andauernde Anspannung bestimmter Muskelfasern verringert lokal die Blutzufuhr.
- In der Folge wird die in der Muskelfaser zur Verfügung stehende Energie verbraucht, was zu einer »Energiekrise« führt.
- Da zu wenig Energie zur Verfügung steht, können sich die zusammengezogenen Muskelfasern nicht mehr lösen. Sie verharren gewissermaßen »eingefroren« in der Kontraktion, bleiben angespannt.
- Bleibt die Situation über längere Zeit bestehen, entsteht eine Unterversorgung des Muskels mit Sauerstoff, woraufhin lokal der pH-Wert in den sauren Bereich sinkt (5,4 statt 6,6) und notfallmäßig Stresshormone, Schmerz- und Entzündungsbotenstoffe – bis zum Zwei- bis Vierfachen des Normalwerts – ausgeschüttet werden.
- Im Zuge dieser Veränderungen – vor allem der mangelnden Sauerstoffversorgung des Bereichs – kann der Stressbotenstoff Acetylcholin nicht mehr ausreichend abgebaut werden, woraufhin die Schmerzrezeptoren (freie Nervenendigungen, Nozizeptoren) empfindlicher

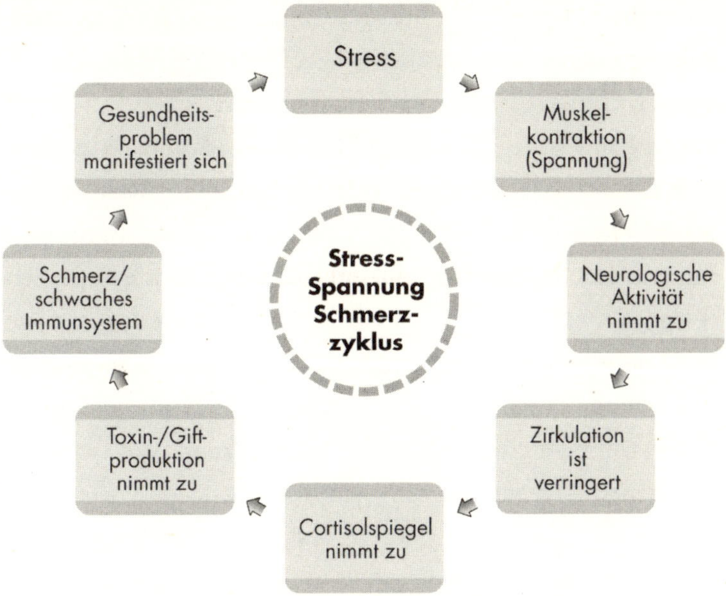

Abbildung 4: Teufelskreis von Stress und Schmerz

werden und sogenannte myofasziale – also im Muskel- und Fasziengewebe liegende – Triggerpunkte entstehen oder, falls bereits latente (inaktive) Triggerpunkte vorhanden waren, diese aktiviert werden.

Nur dadurch, dass die Schmerzrezeptoren durch die Entzündungs- und Nervenbotenstoffe sensibler »eingestellt« sind, reagieren sie überhaupt und senden Schmerzreize ans Gehirn. Im Normalfall nämlich sprechen sie nur auf wesentlich stärkeren Druck an. Werden diese Schmerzimpulse nun über einen längeren Zeitraum Richtung Gehirn gesandt, erkennt der Körper, dass da etwas Wichtiges im Gange ist, und legt neben diesen aktivierten Nervenbahnen weitere an. Um ein Bild zu gebrauchen: Aus einer Dorfstraße wird irgendwann eine Autobahn, abhängig davon, wie viele Leute sie täglich befahren. Für den Schmerzpatienten hat das gravierende Folgen: Der Schmerz wird chronisch, weil das zentrale Nervensystem den Schmerz gewissermaßen »gelernt« hat. Das ist aber nur die eine Seite, die sogenannte zentrale Schmerzentstehung.

Die andere Seite ist die sogenannte periphere (»peripher« = außen liegend) Schmerzentstehung, die über die erwähnten Triggerpunkte vermittelt wird. Zunächst entstehen durch die oben geschilderten Vorgänge (Mangeldurchblutung, Sauerstoffmangel, Schmerz- und Entzündungsstoffe) an bestimmten Stellen im Muskel stark unter Spannung stehende Muskelfaserbündel (Hartspannstränge, englisch »taut bands«), in denen die Triggerpunkte liegen. Ist ein solcher Triggerpunkt gerade erst entstanden und verschwindet die Muskelanspannung anschließend gleich wieder, so bleibt der Triggerpunkt zwar vorerst erhalten, macht jedoch erst einmal keinen Ärger. Drückt man jetzt darauf, so passiert gar nichts. Besteht die Muskelspannung jedoch über einen längeren Zeitraum – z. B. weil eine Fehlhaltung aufgrund eines Unfalls o. Ä. unumgänglich ist –, so kann der Triggerpunkt aktiviert werden und höllische Schmerzen bereiten. Das Besondere an Triggerpunkten ist nun, dass sie nicht nur in ihrer unmittelbaren Umgebung Schmerzen auslösen, sondern dass sie die Schmerzen in ganz andere Körperregionen übertragen können. So kann beispielsweise ein Triggerpunkt im Wadenmuskel zum Iliosakralgelenk hin ausstrahlen, dem Verbindungspunkt zwischen Beckenknochen und Wirbelsäule.

Wir wissen jetzt, wie Muskelverspannungen durch Fehlhaltungen – sei es durch anatomische Besonderheiten, Unfallfolgen, dumme Angewohnheiten oder psychische Faktoren wie Angst und Stress – zu Schmerzen führen können, was oftmals in einem Teufelskreis mündet (s. Abb. 4). Wir wissen auch, dass chronische Schmerzen da entstehen können, wo wir sie empfinden (zentrale Schmerzentstehung). Es ist aber auch klargeworden, dass das keineswegs so sein muss, dass wir Schmerzen z. B. im unteren Rücken haben können, obwohl die Ursache ganz woanders liegt, etwa in der Wade (periphere Schmerzentstehung).

Um den Unterschied zwischen zentraler und peripherer Schmerzentstehung und die Wirkung der Triggerpunktmassage (»Myofascial Trigger Point Release«, kurz: MFTR, was übersetzt die Auflösung myofaszialer Triggerpunkte bedeutet) zu erforschen, haben wir eine Studie mit 50 Patienten durchgeführt, die unter chronischen, tiefsitzenden Rückenschmerzen litten. Dabei haben wir zwei Gruppen gebildet: Ein Teil der Patienten bekam eine klassische Massage, die anderen die Triggerpunktmassage. Bei beiden Gruppen maßen wir die Schmerzempfindlichkeit im Bereich des unteren Rückens, also an der betroffenen Stelle, sowie die generelle Schmerzempfindlichkeit am Daumennagel – und zwar unmittelbar vor der Behandlung sowie drei Monate danach. Während die Schmerzempfindlichkeit am Daumennagel sich weder bei der Massage- noch bei der MFTR-Gruppe änderte, nahm die Schmerzempfindlichkeit im Rücken bei der MFTR-Gruppe deutlich, nämlich um 60 %, ab. Bei der Massagegruppe jedoch nicht. Was sich daraus ablesen lässt: Auf die zentrale Schmerzentstehung – repräsentiert durch die Schmerzempfindlichkeit am Daumen, wo keine Triggerpunkte sitzen – haben weder Massage noch MFTR einen Einfluss. Auf die periphere Schmerzentstehung hingegen wirkt die MFTR ganz eindeutig, während die klassische Massage hier wenig Wirkung zeigt.

Und ich kann noch eine weitere Studie aus meiner Praxis anführen, die eindeutig zeigt, wie wirksam die Triggerpunktmassage ist: Im Jahr 2012 behandelten wir 23 Patienten mit chronischen Schulter-, Arm- oder Kopfschmerzen an drei Triggerpunkten am oberen Trapezmuskel, der sich von der Schulter bis zum Hinterkopf zieht. In vier Sitzungen mit je zehn Minuten Dauer unterzogen wir die Patienten im Verlauf von zwei Wochen einer standardisierten und von Hand ausgeführten Triggerpunkt-Faszien-Technik. Vor und nach den Behandlungen maßen wir jeweils Steifigkeit, Elastizität, Schmerzempfindlichkeit sowie die Beweglichkeit auf der behandelten sowie der unbehandelten Körperseite und fragten nach den subjektiv empfundenen Schmerzen, die auf einer Zehn-Punkte-Skala eingetragen werden sollten. Wir waren wirklich verblüfft über die positiven Resultate: Die Steifigkeit hatte nach der vierten Behandlung um 9 % abgenommen (6,2 % mehr als auf der unbehandelten Seite), die Elastizität um 6,2 % zugenommen (gegenüber nur 0,7 % auf der unbehandelten Seite), und die Beweglichkeit war um 35 % besser geworden (gegenüber 11 % auf der unbehandelten Seite). Besonders beeindruckend aber war die subjektiv empfundene Schmerzreduktion. Betrug die Schmerzintensität vor der ersten Behandlung noch sechs von zehn Punkten, so waren es vor der vierten Behandlung nur noch 2,3 Punkte. Vier Wochen nach Abschluss der Behandlung betrug sie nur noch 1,6 Punkte und nach einem Jahr sogar nur noch 0,6 Punkte.

So beeindruckend diese wissenschaftlich nachweisbaren Werte auch sind, viel wichtiger ist das Empfinden der Patienten, das dahintersteckt. Wir wollen schließlich nicht nur Werte verbessern, sondern Schmerzen beseitigen. Und das gelingt durch die Arbeit an den Triggerpunkten ganz eindeutig!

Wenn ich an die periphere Schmerzentstehung denke, fällt mir immer ein Erlebnis ein: Ich hatte eine nasse Stelle in meinem Keller, an der sich schon Schimmel gebildet hatte, bis ich sie bemerkte. Ich rief eine Baufirma an, der Chef kam persönlich. Ich erklärte ihm, dass die Mauer offensichtlich kaputt sei, und bat ihn, sie abzudichten. Der Mann lachte laut los und sagte, so einfach sei das nicht. »Das ist Wasser, das sucht sich seinen Weg.« Ich war ziemlich frustriert. Aber der Mann hat recht behalten: Das Wasser kam aus einer ganz anderen Ecke des Hauses, von einer Regentonne, deren Zulauf undicht war.

Und jetzt denken wir an die vielen Menschen, die unter chronischen Schmerzen im unteren Rücken, im Schultergürtel, im Nackenbereich oder auch unter Kopfschmerzen leiden und keine Linderung geschweige denn Heilung erfahren, die vielleicht operiert werden, obwohl ihr Problem nichts mit den Bandscheiben oder anderen »handfesten« Ursachen wie Abnutzung zu tun hat, obwohl die Ursache nicht einmal da liegt, wo der Schmerz zu spüren ist. »Wasser sucht sich seinen Weg.« Aktivierte Triggerpunkte tun das auch. Bevor wir uns an die Lösungsmöglichkeiten machen, lassen Sie uns noch einen Blick auf weitere mögliche Ursachen werfen.

In der Ruhe liegt nicht immer Kraft

In Anbetracht der Tatsache, dass die Faszien unseren gesamten Körper durchziehen und alles miteinander verbinden, versteht es sich eigentlich von selbst: Wo und auf welche Weise auch immer wir dem Körper Schaden zufügen, sind stets auch die Faszien betroffen. Das bedeutet aber leider, dass wir auf verschiedenen Wegen zu chronischen Schmerzpatienten werden können, nicht nur durch Fehlhaltung, sondern z. B. auch durch mangelnde Bewegung.

Wie wichtig ausreichend körperliche Bewegung für den gesamten Organismus und seine Gesundheit ist, haben wir ja bereits ab S. 39 besprochen. Zu wenig Bewegung ist nämlich ein ganz wesentlicher Faktor bei der Entstehung von chronischen Schmerzen im Bewegungsapparat. Doch worauf ist das eigentlich zurückzuführen? Studien haben gezeigt, dass im Bindegewebe durch das Ruhigstellen von Gliedmaßen – z. B. nach einem Knochenbruch – zahlreiche Veränderungen stattfinden. So nimmt beispielsweise der Gehalt der als Wasserspeicher und Schmiermittel in Gelenken wichtigen Hyaluronsäure um 41 % ab, was logischerweise dazu führt, dass das Gewebe weniger Wasser speichern kann und an den Gelenkflächen automatisch mehr Reibung stattfindet. Das Gelenk »rostet ein«. Zudem entstehen sogenannte Cross-Links, Verklebungen zwischen den Faszien, was die Beweglichkeit stark eingeschränkt. Obendrein nimmt die Belastbarkeit des Bindegewebes stark ab. Sehnen etwa verlieren bereits nach vier Wochen Bewegungslosigkeit 20 % ihrer Belastbarkeit. Und nun die schlechte Nachricht: All dies geschieht natürlich auch, wenn wir den ganzen Tag am Schreibtisch sitzen und uns abends – statt uns eine ordentliche Portion Bewegung zu gönnen – gleich wieder im Fernsehsessel niederlassen. Sicher, das Einrosten dauert länger, als wenn wir gezwungen sind, einen Gips zu tragen. Gleichwohl verkürzen sich bei Couchpotatoes die sogenannten Haltemuskeln (posturale oder tonische Muskeln), etwa die Beinmuskeln an Ober- und Unterschenkel sowie die Brustmuskeln. Andere Muskeln (die phasischen Muskeln) wie Bauch- und Gesäßmuskeln hingegen erschlaffen immer mehr und werden dadurch länger. Es kommt fast zwangsläufig zu muskulären Dysbalancen, die dazu führen, dass wir gute Chancen haben, uns in den Teufelskreis von Stress und Schmerz einreihen zu können und zu chronischen Schmerzpatienten zu werden.

Wenn Schmerzmittel Schmerzen bereiten

Dass Schmerzen in erster Linie eine Warn- und Schutzfunktion haben, haben wir bereits erörtert. Dennoch greifen die meisten von uns sofort zu Schmerzmitteln, wenn wir uns beispielsweise den Fuß verstaucht haben. Gehen wir mit unserer Verletzung zum Arzt, so erwarten wir, dass er uns nicht nur etwas gegen die Schmerzen verschreibt, sondern – wenn die betroffene Stelle geschwollen, stark gerötet ist und pocht – am besten auch gleich etwas gegen die Entzündung. Aber auch dieses Verhalten kann durchaus problematisch werden und in den bereits bekannten Schmerzzyklus hineinführen. Denn sobald wir den Schmerz nicht mehr spüren, weil die Schutzfunktion ausgeschaltet ist, ist die Gefahr groß, dass wir uns zu schnell wieder zu sehr belasten – denn es tut ja nichts mehr weh!

Der Sportphysiotherapeut und Fachbuchautor Frans van den Berg benutzt ein sehr einleuchtendes Bild zur Verdeutlichung, wenn er sagt, das Autos heute immer mehr Sicherheitssysteme eingebaut bekommen, damit der Fahrer über jede Störung rechtzeitig informiert wird. Dies passiert über alle möglichen Warnlämpchen am Armaturenbrett. Brennt solch ein Lämpchen, so weiß der Fahrer, dass etwas nicht richtig funktioniert, und ist gewarnt, dass er vorsichtig sein muss, weil etwas kaputtgehen könnte oder bereits kaputtgegangen ist. Unser Körper dagegen verfügt nur über ein einziges Warnlämpchen, den Schmerz. Der warnt uns davor, dass irgendeine Struktur davon bedroht ist, geschädigt zu werden, oder schon geschädigt ist. Kein normal denkender Mensch würde auf die Idee kommen, die Warnlämpchen im Auto abzukleben oder das zuführende Kabel durchzuschneiden, um dann mit ruhigem Gewissen weiterzufahren. Aber nichts anderes machen wir, wenn wir Schmerzmittel und Entzündungshemmer schlucken!

Dass sich die Heilung verzögern kann und ständig neue Mikro-Verletzungen hinzukommen können, wenn wir das Warnlämpchen Schmerz zukleben und weitermachen wie bisher, versteht sich von selbst. Aus verschiedenen Studien wissen wir zudem, dass lokal wirkende Schmerzmittel, wie sie bei Schmerzzuständen am Bewegungsapparat gern benutzt werden, den Heilungsprozess allein schon dadurch verzögern, dass sie diverse Zellen beim Neubau von Gewebe behindern. Das Gleiche gilt für entzündungshemmende Wirkstoffe wie Cortison und sogenannte nichtsteroidale Entzündungshemmer (wie z.B. Acetylsalicylsäure, Ibuprofen und Diclofenac).

Selbstverständlich kann man nicht immer auf Schmerzmedikamente und Entzündungshemmer verzichten. Doch man sollte sich der heilungsverzögenden Wirkung bewusst sein und Belastungen sehr sparsam dosieren. Und immer dran denken: Auch wenn das Warnlämpchen nicht mehr blinkt, ist noch längst nicht alles wieder in Ordnung!

Schmerzen durch Hormone, Infektionen und Ernährungsdefizite

Es gibt eine Reihe weiterer Punkte, die im Zusammenhang mit chronischen Muskelschmerzen stehen: Wenn im Körper zu wenig Schilddrüsenhormone zirkulieren oder zu wenig Wachstumshormon gebildet wird, kann dies ebenfalls zu einem chronischen Schmerzsyndrom führen. Das Gleiche gilt bei manchen Infektionskrankheiten wie der von Zecken übertragenen Lyme-Borreliose. Bei immerhin 5 bis 25 % aller Erwachsenen in Deutschland finden sich Antikörper gegen diese Bakterien im Blut. Mit anderen Worten: Jeder Vierte bis Zwanzigste hat schon einmal eine solche Infektion durchgemacht, die meisten ohne etwas davon zu merken. Weitere Infektionen, die chronische Muskelschmerzen auslösen können, sind Viren wie das Hepatitis-C-Virus (das Leberentzündungen hervorruft) und die sogenannten Enteroviren, die von einer Erkältung über Magen-Darm-Grippe bis zu Lungenentzündungen alles Mögliche auslösen können. Im Zusammenhang mit chronischen Muskelschmerzen werden in der Forschung auch immer ein Vitaminmangel (an den Vitaminen B1, B6, B12 und C) sowie Eisenmangel genannt. Den Fragen der Ernährung widme ich mich ab Seite 151.

Die Lösung des Problems: Faszientherapie

Wir haben bislang viel über Krankheiten gesprochen und darüber, wie sie entstehen. Mediziner nennen das Pathogenese (von griechisch »páthos« = Leiden(schaft), Sucht und »génesis« = Entstehung, Schöpfung, Geburt). Jetzt wollen wir uns einem anderen Konzept zuwenden, das der israelisch-amerikanische Medizinsoziologe Aaron Antonovsky (1923–1994) in den 1980er Jahren mit dem schönen Wort »Salutogenese« belegt hat (von lateinisch »salus« = Gesundheit), also dem Entstehen von Gesundheit. Dabei meint Antonovskys Salutogenese nicht einfach das Gegenteil von Pathogenese. Nach seiner Idee ist man nicht entweder gesund oder krank, sondern immer irgendetwas dazwischen. Die Grundfragen der Salutogenese lauten daher etwa so: Warum sind manche Menschen mehr oder weniger krank oder gesund als andere? Was ist überhaupt nötig, um gesünder zu werden?

Alles, was wir in diesem und dem darauffolgenden Kapitel besprechen werden, dient dazu, Ihnen Wege aufzuzeigen, wie Sie »mehr gesund und weniger krank« werden können. Dabei soll es aber nicht darum gehen, was andere für Sie tun können – Ärzte, Physiotherapeuten, Osteopathen, Heilpraktiker & Co. –, sondern ausschließlich darum, wie Sie selbst sich auf den Weg zu mehr Gesundheit machen können. Und weil es nicht nur einen Weg gibt, gesünder zu werden – ebensowenig übrigens, wie es nur einen Weg gibt, »weniger gesund« zu werden –, zeige ich Ihnen auf den folgenden Seiten eine ganze Reihe von Möglichkeiten, wie Sie etwas für sich tun können.

Unser gemeinsames Hauptziel ist Ihre Gesundheit. Um das zu erreichen, werden wir nicht nur verschiedene Verfahren, sondern auch unterschiedliche Zugangswege besprechen. Bevor wir zur praktischen Umsetzung kommen, hier im Überblick, worum es vor allem geht. Wir wollen

- Triggerpunkte beseitigen und so chronische Schmerzen ausschalten,
- die Körperspannung korrigieren, um Muskelverspannungen zu beseitigen oder zu reduzieren,
- und den Austausch zwischen intrazellulärer Matrix und den Zellen verbessern, indem wir den Flüssigkeitsaustausch in der Matrix unterstützen.

Um all das zu erreichen, wollen wir

- die Produktion des Hormons DHEA (Dehydroepiandrosteron) ankurbeln, das unter anderem als Gegenspieler des Stresshormons Kortisol und als Ausgangssubstanz für die Geschlechtshormone Testosteron und Östrogen dient. Denn während der Körper das Kortisol im Laufe des Lebens in nahezu konstanten Mengen produziert, sinkt die Produktion von DHEA ab etwa dem 25. Lebensjahr rapide ab (s. Abb. 5). Um dem Kor-

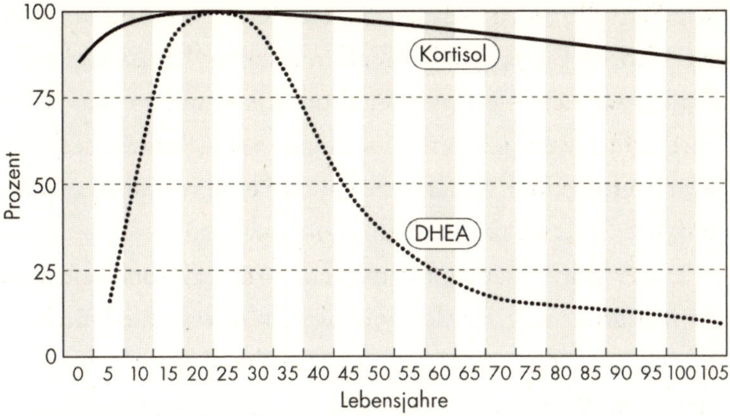

Abbildung 5: Während das Stresshormon Kortisol das gesamte Leben über in nahezu gleichbleibenden Mengen produziert wird, gehen die Werte seines Gegenspielers DHEA ab etwa dem 25. Lebensjahr rapide nach unten.

tisol Paroli bieten zu können, brauchen wir folglich mehr DHEA;

- mögliche Verklebungen zwischen den Faszien aufheben und so die Steifigkeit des Gewebes reduzieren, die Elastizität verbessern und dadurch für mehr Beweglichkeit sorgen;
- über die Sinnesrezeptoren (Golgi, Pacini, Ruffini, freie Nervenendigungen) mehr Input in das Nervensystem einspeisen und so die Schmerzrezeptoren zum Schweigen bringen oder zumindest leiser stellen.

All diesen Punkten wenden meine Mitarbeiter und ich uns im von mir gegründeten Center für Integrative Therapie in

Stuttgart zu, um Patienten mit chronischen Schmerzen zu helfen. Die Behandlung selbst bezeichnen wir als »Interdisziplinäre Faszientherapie«, eine Therapieform also, die an den Faszien ansetzt und Elemente verschiedener Behandlungsrichtungen einbezieht: Da ist zum einen das, was man als »Myofasziale Körpertherapie« bezeichnet. Es handelt sich dabei um eine spezielle Form von manueller Arbeit an Muskeln und Faszien, bei der die vielfach erwähnten Messinstrumente (Rezeptoren) maximal stimuliert werden. Mittels einer besonders langsamen Form von Triggerpunkt-Therapie und unter Umständen einer speziellen Akupunktur-Technik (»Dry Needling«, »Trockenes Nadeln«) deaktivieren wir zudem alte und widerspenstige Schmerzknoten (Triggerpunkte) und erreichen dadurch eine geringere Steifigkeit des Gewebes, mehr Elastizität und die Auflösung von muskulären Dysbalancen.

Zudem integrieren wir weitere wichtige Elemente in die Interdisziplinäre Faszientherapie wie das Training der Herzratenvariabilität HRV (mehr dazu ab S. 131): Mit speziellen Atemtechniken lernen die Patienten, ihr Stressniveau zu senken, was ganz unmittelbar gegen den Schmerz wirkt.

Zusätzlich setzen wir verschiedene Geräte ein, mit denen sich die Faszien auch sehr gut zu Hause behandeln lassen. Ich werde Ihnen im Folgenden diese vier Geräte vorstellen: die Blackroll® Mini, den Blackroll® DuoBall, den Nadelroller und den von mir entwickelten Fascia-ReleaZer®, und ein vollständiges Übungsprogramm anbieten, das all diese nützlichen Geräte integriert (ab S. 90). Sie werden mit ziemlicher Sicherheit deutliche Verbesserungen an sich spüren – vorausgesetzt, Sie machen fleißig die Übungen und beherzigen möglichst viele der Ratschläge, die ich Ihnen auf den folgenden Seiten ans Herz lege.

Die Blackroll® Mini

Haben Sie schon einmal eine Fußmassage bekommen? Und fanden Sie diese auch so entspannend? Das wäre zumindest nicht sehr überraschend. Schließlich müssen uns die Füße den ganzen Tag tragen, beginnen hier Ketten aus Faszien und Muskeln, die bis zum Kopf reichen, und spielen die Fußsohlen eine wichtige Rolle bei der Wahrnehmung unseres Körpers im Raum.

Sicherlich haben Sie auch schon von den sogenannten Fußreflexzonen gehört? Das Konzept von bestimmten Bereichen auf der Fußsohle, die mit den inneren Organen reflexhaft verbunden sind, findet sich in vielen alten Medizinsystemen, im indischen Ayurveda etwa, in der chinesischen Tunia-Massage und in der indianischen Volksmedizin. Die Annahme, man könne über die Massage der Fußsohlen gezielt Einfluss auf verschiedene innere Organe nehmen, wird in der westlichen Medizin allerdings eher skeptisch beurteilt. Wir werden hier nicht klären können, ob wir über die Fußreflexzonen direkt auf innere Organe einwirken können oder nicht. Aber abgesehen von der

Feststellung, dass Fußmassagen von den meisten Menschen als überaus angenehm empfunden werden – jedenfalls dann, wenn sie die Berührung nicht mehr als Kitzeln empfinden –, wirken sie ganz bestimmt auf die Faszien und Muskeln der Fußsohlen ein.

Ideal für die Stimulation der Fussohlen ist die Blackroll® Mini, eine Hartschaumrolle. Sie ist ganz einfach anzuwenden: Setzen Sie sich auf einen Stuhl oder stellen Sie sich hin, und legen Sie die Rolle unter Ihre Fußsohle. Nun rollen Sie sie vor und zurück. Mit Ihrem Körpergewicht können Sie den Druck steuern, wobei es ruhig ein wenig weh tun sollte, aber natürlich nicht zu sehr. Sie werden schnell spüren, wie entspannend das wirkt.

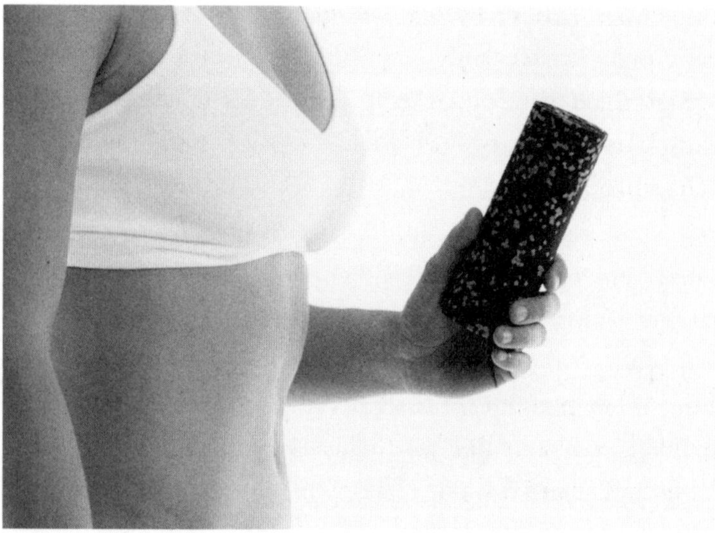

Abbildung 6: Die Blackroll® Mini

Wir konnten 38 Mitarbeiter der Post für ein Experiment gewinnen: Sie sollten drei Wochen lang täglich zweimal für jeweils zehn Minuten ihre Fußsohlen mit der Blackroll® Mini bearbeiten, wobei meine Mitarbeiter und ich vorher und nachher Daten erhoben haben. Dabei wollten wir wissen, ob und in welchem Maße die Postmitarbeiter Schmerzen empfanden, wie steif sie sich fühlten, ob ihnen öfter schwindelig war, wie oft sie sich traurig fühlten, wie sehr ihnen körperliche Leiden zu schaffen machten und inwieweit sie ihre Lebensqualität eingeschränkt sahen. Der Vorher-Nachher-Vergleich ergab eine Verbesserung von etwa einem Drittel in Sachen Lebensqualität, Schmerzen, Steifigkeit sowie körperlichem Leiden und eine Verbesserung um etwa 60 % bei Schwindelgefühl und Traurigkeit. Vier Wochen nach dem Versuch gaben die Postmitarbeiter an, ihre Stimmung sei deutlich besser (im Schnitt um ca. 50 %) und sie empfänden weniger Stress (ebenfalls etwa 50 % weniger). Und das »nur« durch den Einsatz einer kleinen Hartschaumrolle!

Der Blackroll® DuoBall

Sehr zu empfehlen ist auch der Blackroll® DuoBall (oder ein vergleichbares Produkt, sofern es ebenso hart und langlebig ist), ebenfalls aus Hartschaum bestehend, den es in zwei Größen gibt, mit 8 und 12 cm Durchmesser sowie einer Länge von 16 bzw. 27 cm.

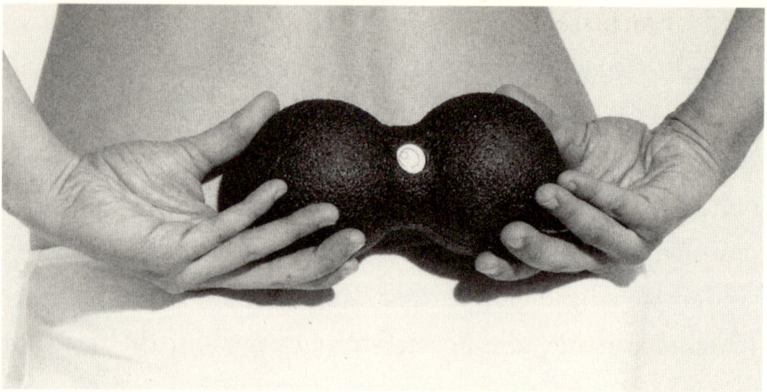

Abbildung 7: Der Blackroll® DuoBall

Mit dem DuoBall lassen sich wunderbar die Muskeln und Faszien des Rückens bearbeiten, wobei die Lücke zwischen den beiden Bällen exakt über die Wirbelsäule gehört – damit diese nicht zu sehr belastet wird (s. Abb. 7). Sie können die Übung an eine Wand gelehnt oder auf dem Boden liegend machen, wobei Sie den Druck an der Wand besser steuern können als am Boden, wo Ihr gesamtes Körpergewicht den Druck bestimmt.

Der Nadelroller

Der Druck des Nadelrollers, einer mit feinen Nadelnoppen versehenen Walze (s. Abb. 8), lässt sich sehr gut dosieren. Rollen Sie auf der Haut vor und zurück, und Sie versetzen damit die freien Nervenendigungen in der Haut in eine

Art Habtachtstellung, was besonders zu empfehlen ist, bevor Sie den Fascia-ReleaZer® anwenden. Doch auch ohne Fascia-ReleaZer® werden Sie den durchblutungsfördernden Effekt zu schätzen lernen. Es entsteht ein herrlich prickelndes Gefühl. Der Nadelroller ist ganz besonders geeignet, die Reflex- und Akupunkturzonen anzuregen. Besonders zu empfehlen übrigens auch vor sportlichen Tätigkeiten, bei denen die Schnellkraft eine wesentliche Rolle spielt.

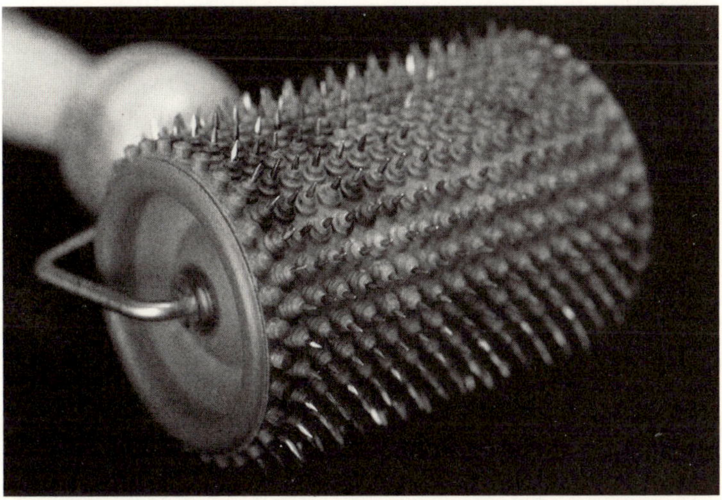

Abbildung 8: Der Nadelroller ist ideal zur Vorbereitung auf die Arbeit mit dem der Blackroll® Mini, dem DuoBall und dem Fascia-ReleaZer®.

Freiheit für die Faszien: der Fascia-ReleaZer®

Der Fascia-ReleaZer® ist ein ganz neuartiges Behandlungsinstrument, das ich aus meiner langjährigen Erfahrung und Praxisarbeit heraus selbst entwickelt habe (s. Abb. 9). Immer wieder fragten mich Patienten, was sie denn zu Hause tun könnten, um weiter an ihren Faszien zu arbeiten. Ich habe dann stets die Blackroll® empfohlen, die sich sehr gut einsetzen lässt und über die Sie auf den folgenden Seiten noch einiges erfahren werden. Doch so hilfreich die Blackroll® auch ist, man kann mit ihr nicht alle Faszien gleich gut und gezielt bearbeiten. Ich machte deshalb aus der Not eine Tugend und entwickelte 2012 einen ersten Prototypen des Fascia-ReleaZers®, der seitdem mehrfach verändert und verbessert wurde und nun das Gerät ist, mit dem sich die Muskel-Faszien auch zu Hause und ohne Hilfe ganz besonders intensiv und effektiv bearbeiten lassen.

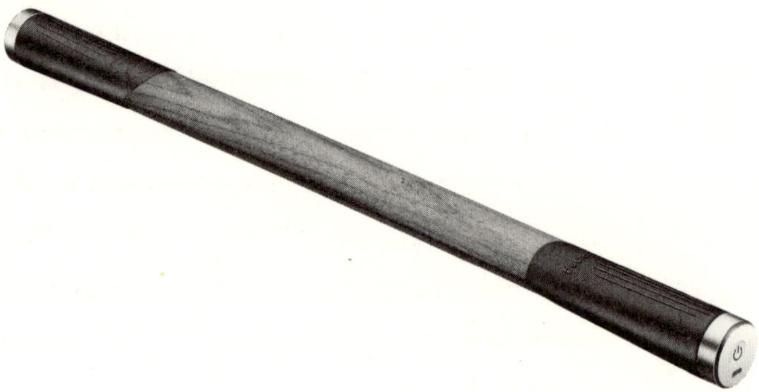

Abbildung 9: Der Fascia-ReleaZer®

Der Fascia-ReleaZer® erinnert vom Aussehen her ein wenig an ein Kurzschwert orientalischer Machart – allerdings mit zwei Handgriffen und einem Mittelteil aus Holz. Im Mittelteil steckt ein Vibrationsgenerator, der von einer »Schale« aus hochwertigem Walnussholz umgeben ist. Die besondere Form des Mittelteils – im Querschnitt betrachtet gleicht sie ein wenig einem fülligen Flugzeugflügel – erlaubt sowohl die Behandlung oberflächlicher als auch tiefer Faszien. Der Vibrationsmechanismus, der sich in zwei Stufen schalten lässt (als gleichbleibende sowie als an- und abschwellende Vibration) ermöglicht eine besonders intensive Stimulation der Sensoren in Muskeln und Faszien und führt damit zu einer gesteigerten Wirkung.

Das Prinzip des Fascia-ReleaZers® ist völlig neu, vereint es doch drei Formen der Behandlungen: Shearing und Rolling (also das Ausstreichen des Gewebes bzw. die punktuelle Druckbehandlung), Gua Sha und Vibration.

Die Behandlungstechnik unter dem Namen »Gua Sha« stammt aus Asien. Sie wird dort wie ein Hausmittel eingesetzt, sowohl von Medizinern als auch von Laien. Mit der Gua-Sha-Technik wird hauptsächlich der Rücken behandelt. Dabei wird die Haut mit einem stumpfen Instrument wie der Kante eines Porzellanlöffels, einer Münze oder Ähnlichem geschabt, bis sie stark gerötet ist. Folge der Prozedur ist eine bessere Durchblutung und Nährstoffversorgung des Gewebes. Gleichzeitig wird der Abtransport von Abfallstoffen gefördert.

Studien über die Wirksamkeit von Gua Sha förderten

Erstaunliches zutage: Rund sieben Minuten lang nach der Anwendung zeigt sich eine Steigerung der Mikrodurchblutung der Hautoberfläche von 400 %! Dieser Effekt hält für 25 Minuten an, wenngleich mit abnehmender Intensität. Eine weitere, an der Charité Berlin durchgeführte klinische Studie ergab, dass die Gua-Sha-Technik bei Patienten mit chronischen Nackenschmerzen eine zumindest kurzfristige Wirkung auf die Schmerzen und den Zustand des Nackens hat. Und in anderen Studien wurde nachgewiesen, dass Gua Sha entzündungshemmend und nachhaltig positiv auf das Immunsystem wirkt.

Der Fascia-ReleaZer® ist in gewisser Weise eine Weiterentwicklung des Gua-Sha-Prinzips. Speziell durch die Effekte von Shearing und Rolling, sprich die Behandlung mit den verschieden ausgeprägten Kanten, werden Rezeptoren im Gewebe positiv stimuliert. Dies erhöht und beschleunigt die Regenerationsfähigkeit des Gewebes. Abgerundet wird die intensive Wirkung durch die Vibration, wodurch die Muskelfaszien stimuliert und somit dem Gewebe mehr Elastizität verliehen wird.

Der Fascia-ReleaZer® ist, wie gesagt, ein ganz neues Instrument, aber ein sehr vielversprechendes. Ein Team der CIT Forschungsgruppe und der Universität Tübingen hat verschiedene Studien durchgeführt, um die Wirksamkeit des Fascia-ReleaZers® auf die Gewebe und Faszien zu testen, eine davon mit 111 jugendlichen Breakdancern in Deutschland und Österreich im Alter von 18 bis 25 Jahren. Die Studie fand nicht ohne Grund mit jungen Testpersonen statt: Man weiß, dass sich gesundes, junges Gewebe von außen schwer beeinflussen lässt. Würden sich also dennoch Resultate zeigen, so wären diese umso aussagekräftiger. Der Ablauf: Die Beine der jungen Männer wurden für die Untersuchungen an einem speziellen Stuhl fixiert. Dann wurden an beiden Oberschenkeln an festgelegten Punkten verschiedene Messungen vorgenommen. Anschließend sollten die Breakdancer einen Oberschenkel für acht Minuten nach einem festgelegten Schema mit dem Fascia-ReleaZer® behandeln, den anderen Oberschenkel nicht. Nach einer Pause von acht Minuten wurden die Werte erneut gemessen. Aus dem Vergleich der Werte vorher und nachher am behandelten sowie dem unbehandelten Bein ließen sich deutliche Veränderungen ablesen: Die Steifigkeit war nach der Behandlung am Quadrizepsmuskel um durchschnittlich 13 % geringer, die Elastizität um 8 % höher, die Druck-Schmerzempfindlichkeit um 15 % niedriger. Darüber hinaus zeigte sich eine bessere Dehnfähigkeit, das Gewebe war besser durchblutet und die Tiefenwahrnehmung verbessert. Subjektiv empfanden die Testpersonen das behandelte Bein als wesentlich entspannter und leichter.

In einer weiteren Studie kurz danach mit 30 weiteren Probanden der gleichen Altersgruppe wurde mit Hilfe einer speziellen hochempfindlichen Bioimpedanzmessung der elektrische Widerstand im behandelten Gewebe und damit der Wasseranteil gemessen. Das Ergebnis: Das Gewebe war durch den Fascia-ReleaZer® deutlich besser hydriert, also mit Wasser versorgt – Sie erinnern sich daran, wie wichtig das Wasser in der Extrazellulärmatrix für die Ver- und Entsorgung der Zellen ist. Wohlgemerkt: das Ganze nach nur acht Minuten nach der Behandlung mit dem Fascia-ReleaZer®!

Sie sehen, in der Selbstbehandlung mit dem Fascia-ReleaZer® steckt ein unglaubliches Potential zur Regeneration und Salutogenese. Dabei benötigen Sie für die Behandlung des Unterkörpers nur ca. 15 Minuten, ebenso wie für den Oberkörper und die Arme. Idealerweise sollten Sie den Fascia-ReleaZer® jeden zweiten Tag anwenden und sich am einen Tag mehr den oberflächlichen Faszien und Muskeln widmen, am anderen den tiefer sitzenden.

Sie können den Fascia-ReleaZer® in drei Techniken anwenden, die den Intensitätsstufen 1 bis 3 entsprechen:

1. Die Roll-Technik (Rolling), bei der Sie mit dem Fascia-ReleaZer® hin- und herrollen, um das Gewebe vorzulockern;
2. die Punkt-Technik (Triggerpoint Technique), bei der Sie punktuell Druck ausüben und mit an- und abschwellenden Vibrationen arbeiten, und
3. die langsame bzw. schnelle Streichtechnik (Shearing), wobei Sie zuerst mit der runden Kante und anschließend der spitzen Kante des Fascia-ReleaZers® über die Haut streichen, um das Gewebe zu entkleben und zu entfilzen. Bei langsamen Streichungen (ca. 2 cm pro Sekunde), mit denen Sie die Ruffini-Rezeptoren stimulie-

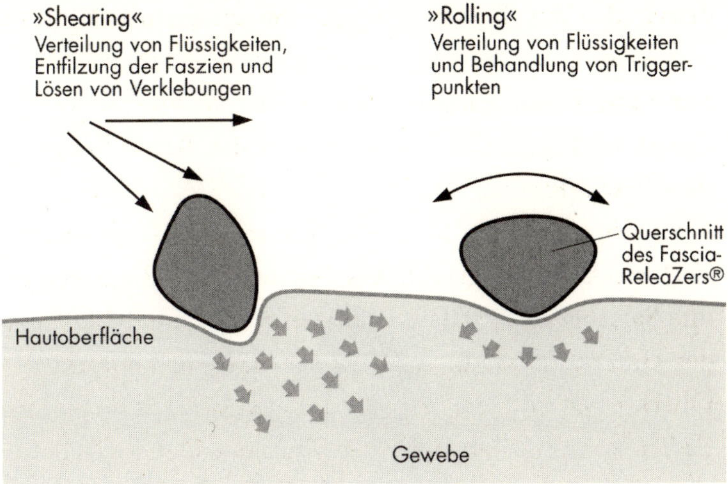

Abbildung 10: Mittels Shearing erreichen Sie eine deutlich intensivere Wirkung.

ren, sollten Sie ein wenig Öl bzw. Salbe verwenden. Bei schnellen Streichungen, die vor allem die Durchblutung fördern, benötigen Sie mehr Öl oder Salbe.

An manchen Körperstellen – etwa an Arm oder Nacken – ist es notwendig, dass Sie den Fascia-ReleaZer® mit einer Hand benutzen. Fassen Sie ihn dazu mittig an. An Beinen, Gesäß und Rücken können Sie den Fascia-ReleaZer® hingegen mit beiden Händen anfassen (Abbildung 11 und 12).

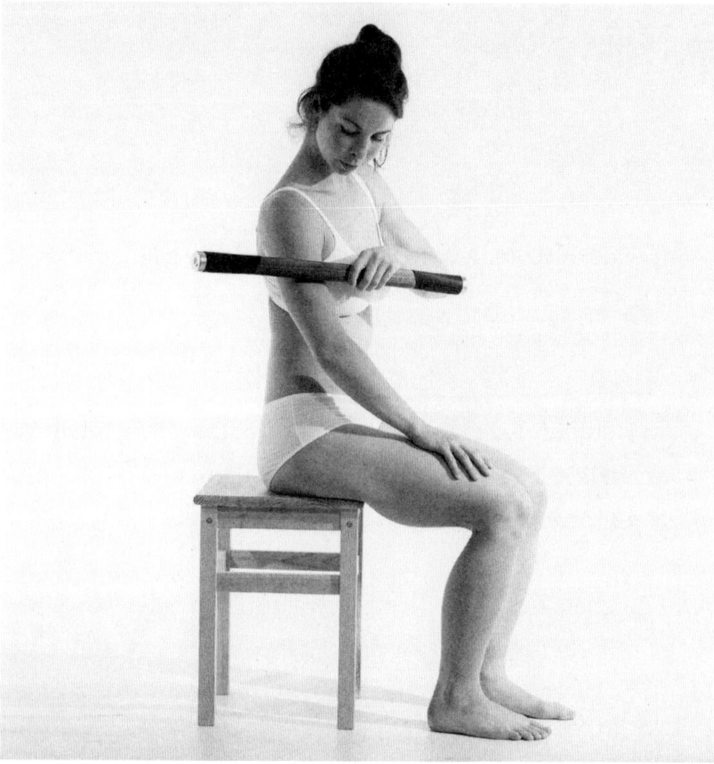

Abbildung 11: Einhändige Benutzung

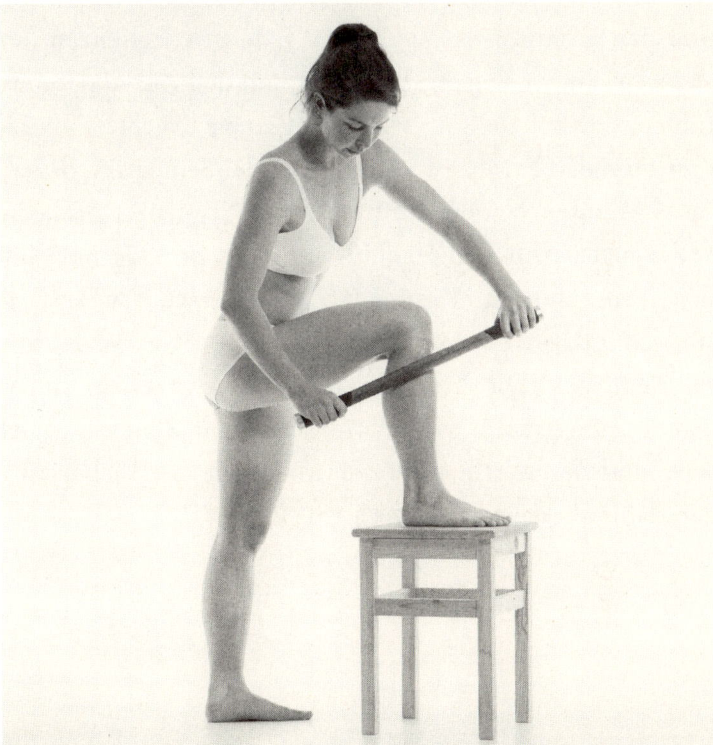

Abbildung 12: Beidhändige Benutzung

Die Faszien-Selbsttherapie

Sie werden im Folgenden drei Sequenzen von Übungen kennenlernen, die den Unterkörper, den mittleren Körper und den Oberkörper bearbeiten. Jede der Sequenzen besteht aus einem Vortest (Pre-Test), um den Zustand zu erfühlen, der Behandlung selbst und einem Nachtest (Post-Test), um den Erfolg zu spüren. Jede der Sequenzen dauert ca. 15 Minuten. Natürlich dürfen Sie alle Sequenzen nacheinander machen. Ich empfehle Ihnen aber, pro Tag nur eine davon auszuführen. Warum? Weil es besser ist, jede Sequenz für sich intensiv zu machen statt alle drei nacheinander unter Zeitdruck. Die Erfahrung zeigt auch, dass ein langes Trainingsprogramm vielen Menschen auf Dauer zu viel wird und sie deshalb aufhören. Meine Devise: Lieber kürzer, dafür aber ausdauernder!

Übungen für den Unterkörper

Wir beginnen mit den Vortests. Zunächst ein Wahrnehmungstest: Stellen Sie sich aufrecht hin, die Füße direkt nebeneinander (Abbildung 13). Winkeln Sie nun ein Bein

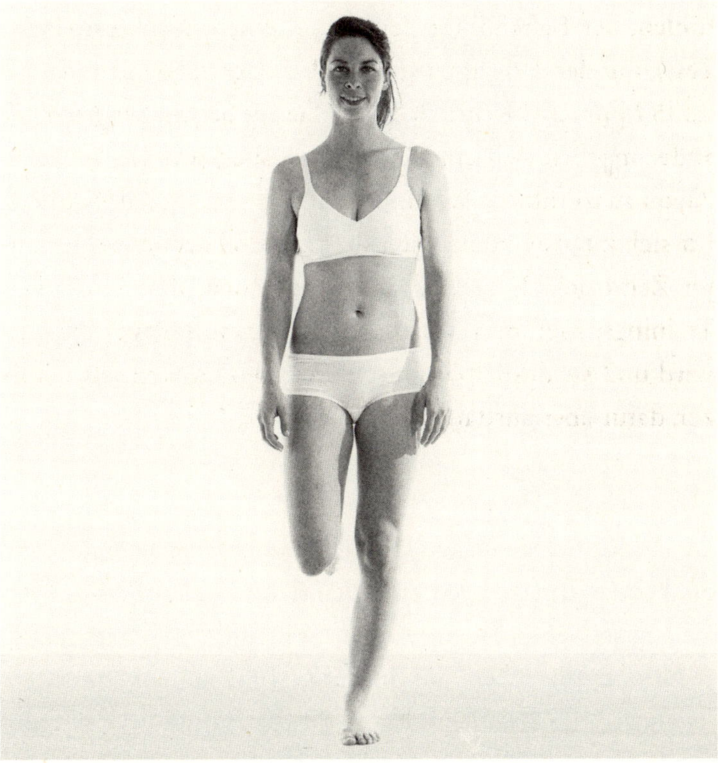

Abbildung 13: Vortest Unterkörper – wie fühlt es sich an?

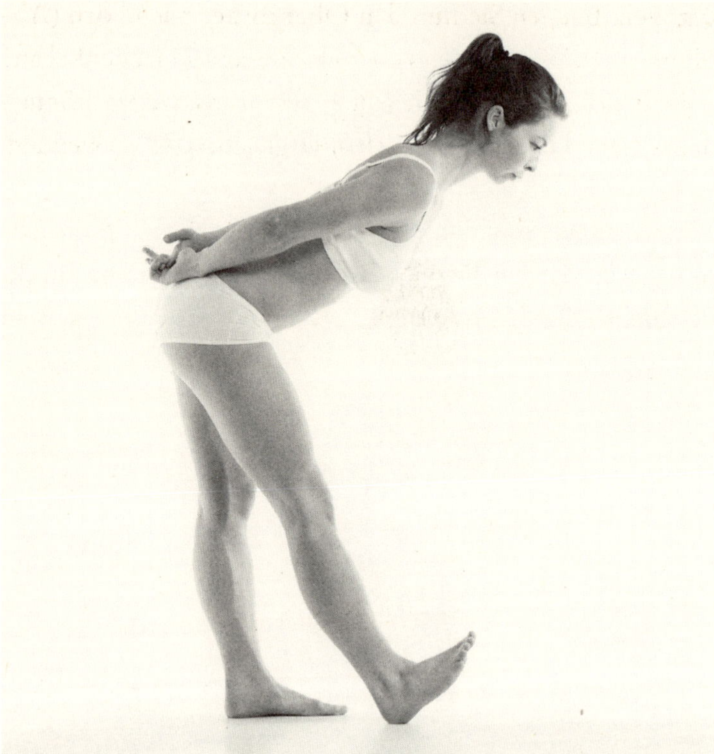

Abbildung 14: Dehntest der hinteren Oberschenkelmuskulatur

an und fühlen Sie in sich hinein, wie stabil Sie stehen. Wenn Sie keinen Unterschied zum Stand auf beiden Beinen feststellen, schließen Sie die Augen. Wie fühlt es sich jetzt an?

Nun dehnen Sie die hinteren Oberschenkelmuskeln (ischiocrurale Muskeln). Legen Sie die Hände auf den unteren Rücken, Oberkörper gerade. Strecken Sie ein Bein leicht nach vorn, die Ferse aufgestellt und die Zehen nach oben gezogen. Beugen Sie nun den Oberkörper nach vorn (Abbildung 14). Wie fühlt es sich im hinteren Oberschenkel an?

Jetzt kommt der Nadelroller zum Einsatz. Sie können dabei einen oder zwei Nadelroller gleichzeitig verwenden.

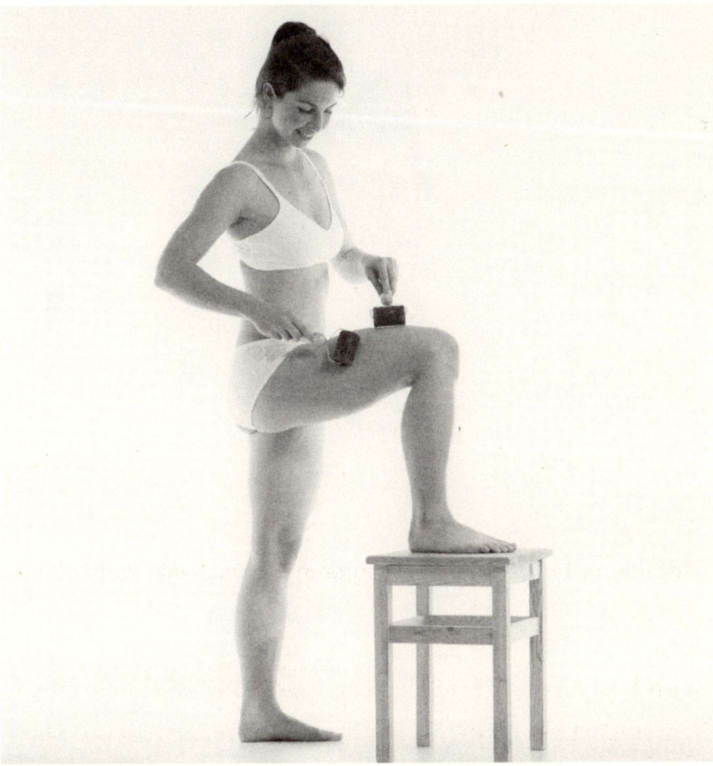

Abbildung 15: Einsatz des Nadelrollers am Oberschenkel

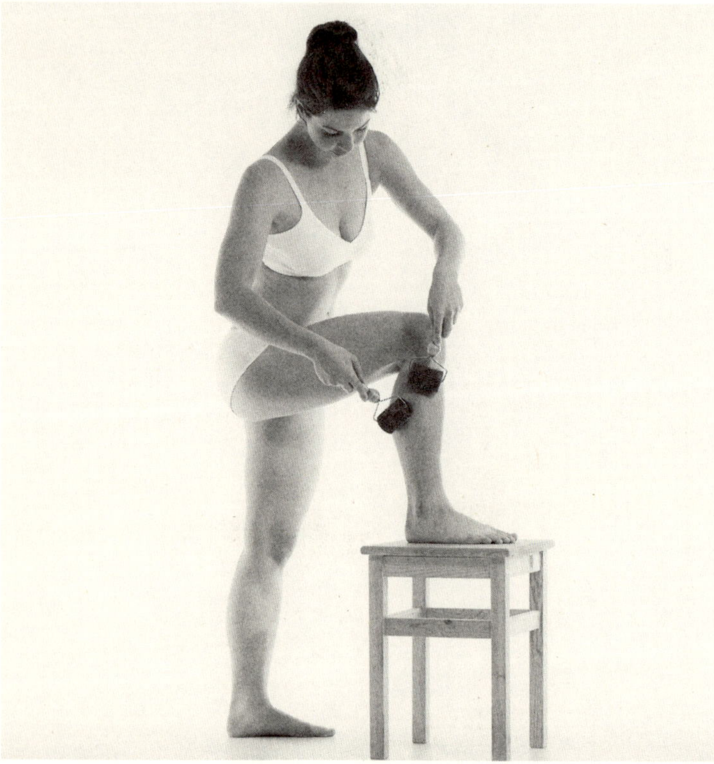

Abbildung 16: Der Nadelroller am Unterschenkel

Bearbeiten Sie mit dem Nadelroller erst den Oberschenkel, dann den Unterschenkel (Abbildung 15 und 16).

Nehmen Sie nun den Fascia-ReleaZer®. Behandeln Sie zunächst die hinteren Waden sowie die Schienbeine mit kleinen, schnellen und leichten Streichungen. Arbeiten Sie

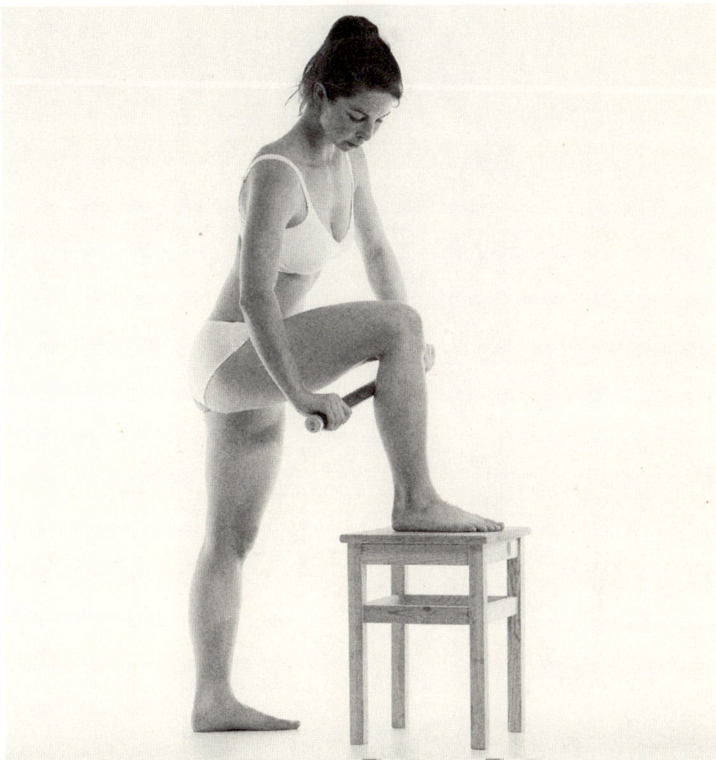

Abbildung 17: Arbeit an der hinteren Wade

nicht direkt auf dem Knochen, sondern stets nur daneben (Abbildungen 17 und 18).

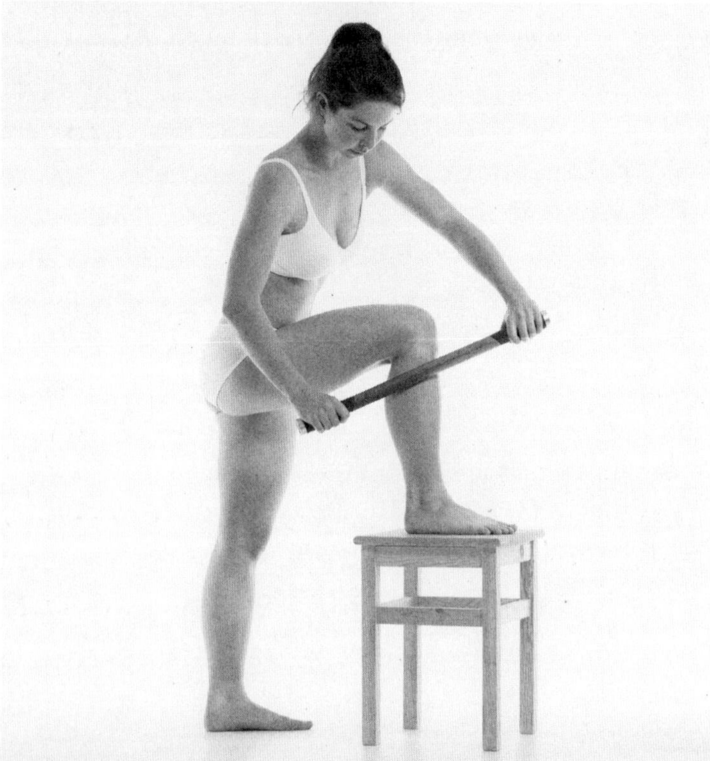

Abbildung 18: Vorderes und seitliches Schienbein

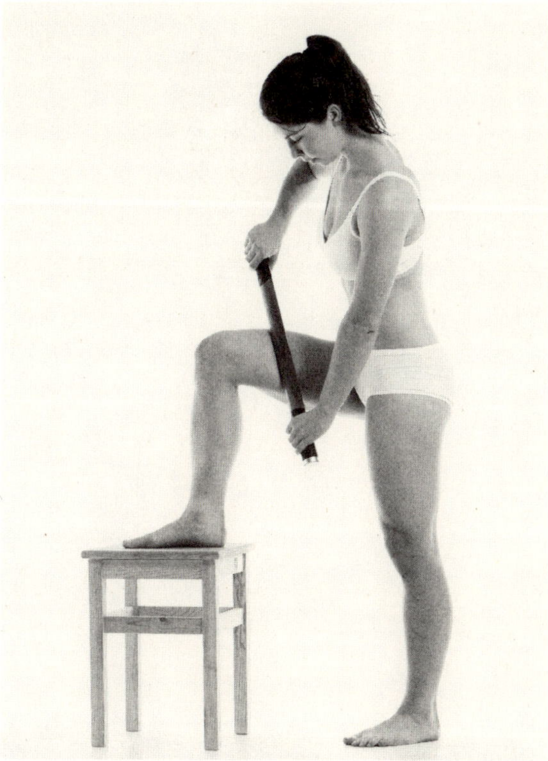

Abbildung 19: Innenseite der Oberschenkel

Nun sind die Oberschenkel an der Reihe, die Sie intensiver bearbeiten sollten (Abbildung 19 bis 22).

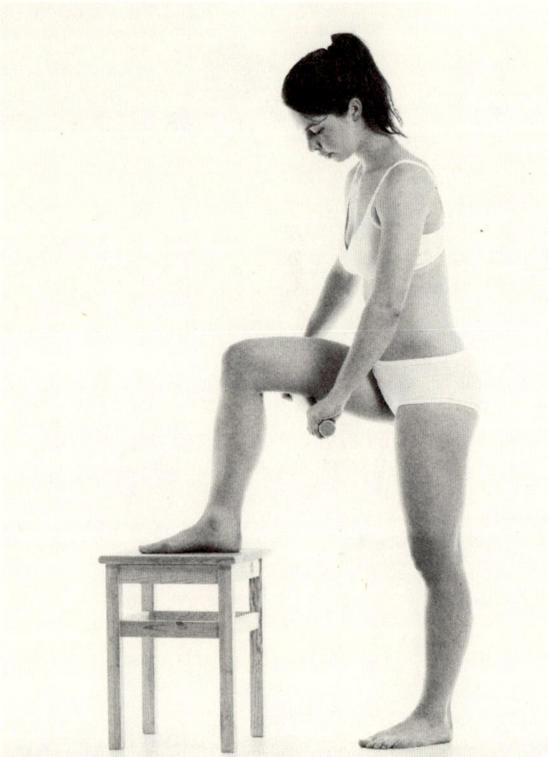

Abbildung 20: Unterseite der Oberschenkel

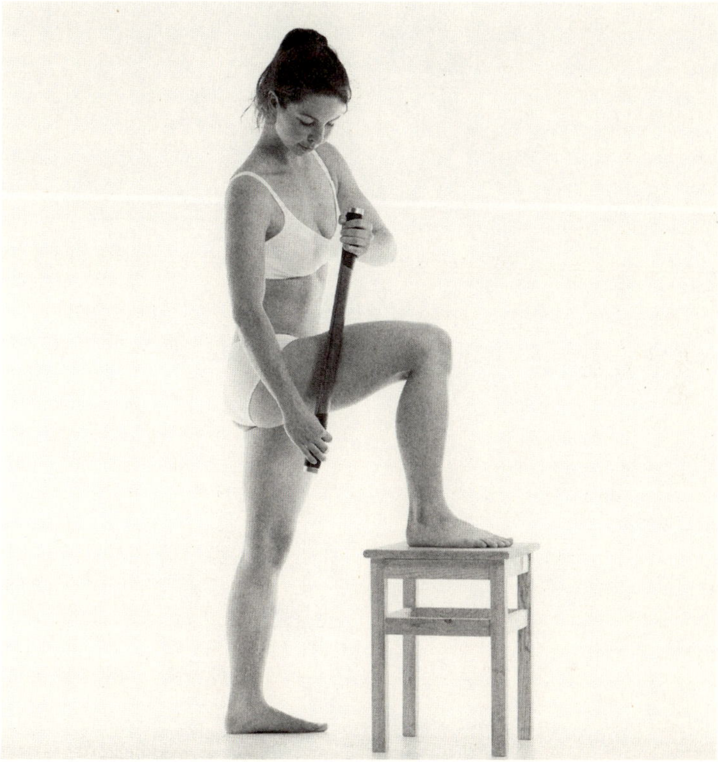

Abbildung 21: Außenseite der Oberschenkel

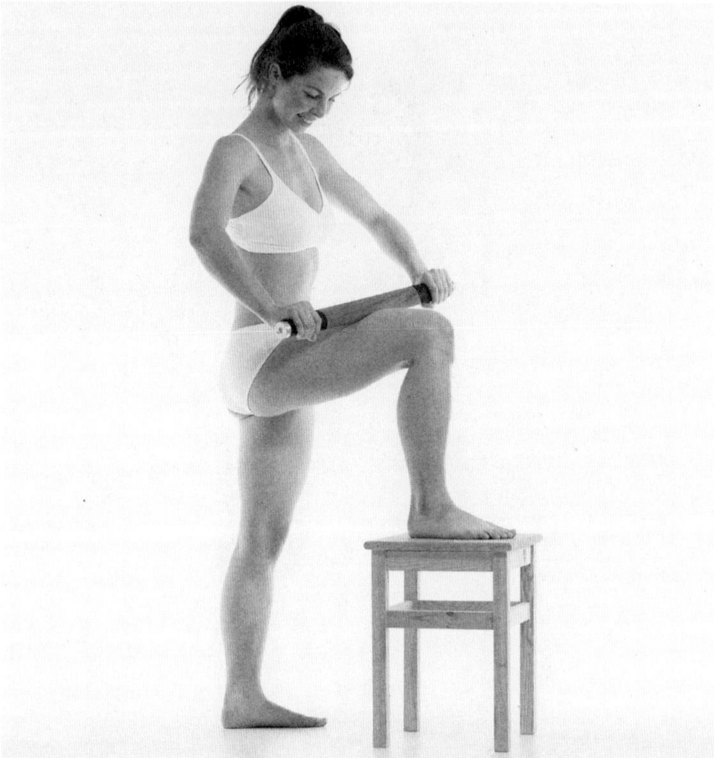

Abbildung 22: Obere Seite der Oberschenkel

Setzen Sie sich nun auf einen Hocker und bearbeiten Sie die Fußfaszie (Abbildung 23).

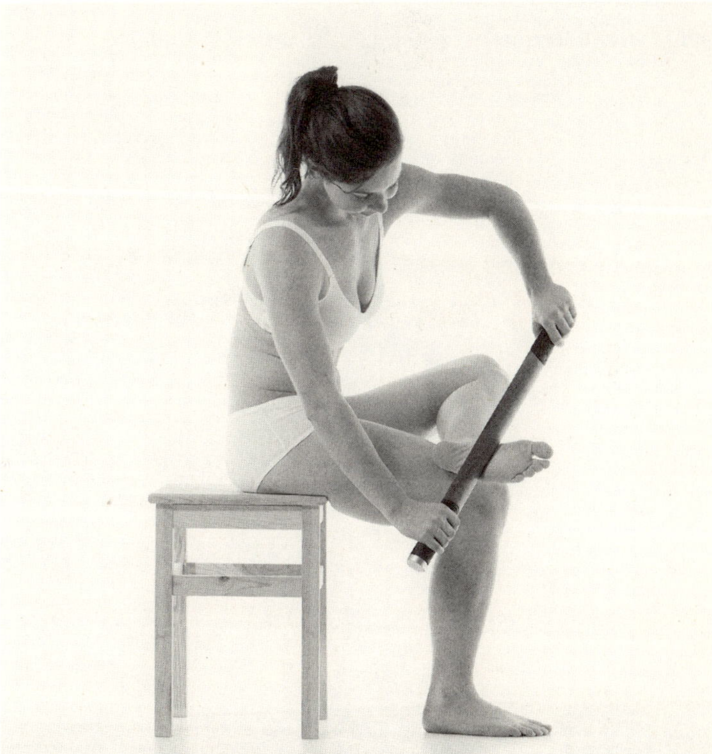

Abbildung 23: Arbeit an der Fußfaszie

Alternativ oder zusätzlich können Sie die Fußfaszie auch noch mit der Blackroll® Mini bearbeiten. Stellen Sie sich aufrecht hin, die Blackroll® Mini unter dem Fuß. Rollen Sie nun vor und zurück, wobei Sie die Intensität mit dem Körpergewicht steuern können (Abbildung 24 und 25).

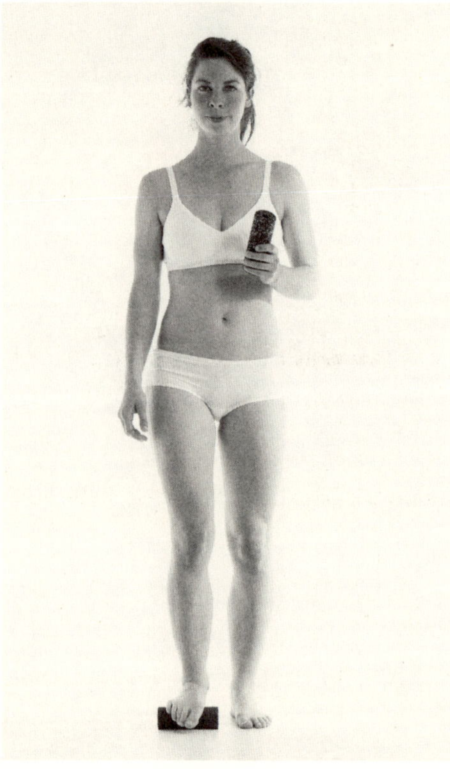

Abbildung 24: Fußarbeit mit der Blackroll® Mini

Nachdem Sie alle Übungen gemacht haben, wiederholen Sie die Vortests. Spüren Sie eine Veränderung?

Wiederholen Sie alle Übungen (und auch die Vortests) nun mit dem anderen Bein.

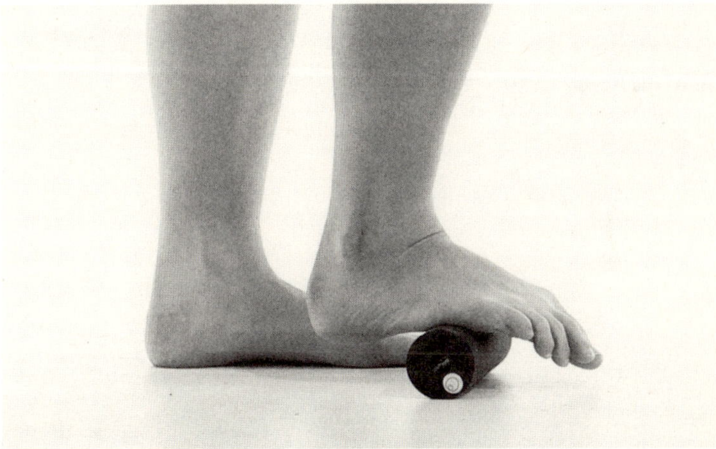

Abbildung 25: Detailansicht mit der Blackroll® Mini

Übungen für den mittleren Körper

Wir beginnen wieder mit den Vortests. Zunächst prüfen wir, wie sich der Rücken anfühlt, wenn wir uns aus dem aufrechten Stand Wirbel für Wirbel nach vorn rollen lassen (Abbildung 26). Verweilen Sie kurz in der tiefsten Position und richten Sie sich dann langsam, ebenfalls Wirbel für Wirbel, wieder auf.

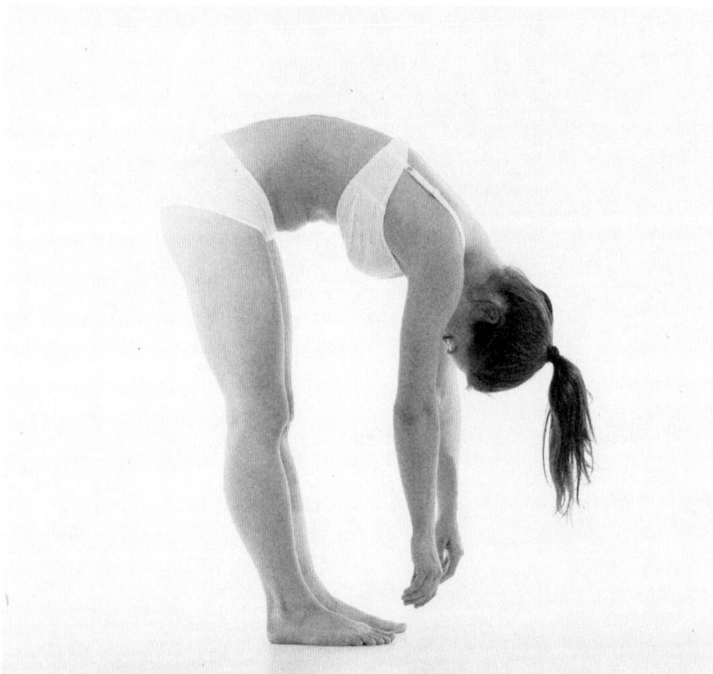

Abbildung 26: Wahrnehmungstest Rücken

Testen Sie nun, wie stark Sie das Gesäß dehnen können. Legen Sie sich gerade auf den Rücken. Strecken Sie nun den rechten Arm seitlich aus und drehen Sie den Kopf nach rechts. Strecken Sie das rechte Bein nach oben und drücken Sie es mit dem linken Arm nach links unten. Schultern, Kopf und linkes Bein sollen dabei am Boden bleiben (Abbildung 27). Spüren Sie die Dehnung? Wiederholen Sie das Ganze mit dem anderen Bein.

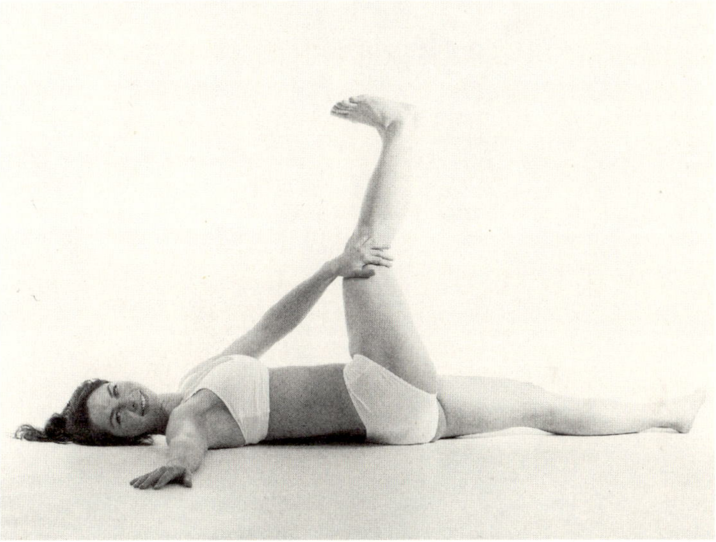

Abbildung 27: Dehntest Gesäß

Bearbeiten Sie nun Gesäß (Abbildung 28) und unteren Rücken (Abbildung 29) mit dem Nadelroller.

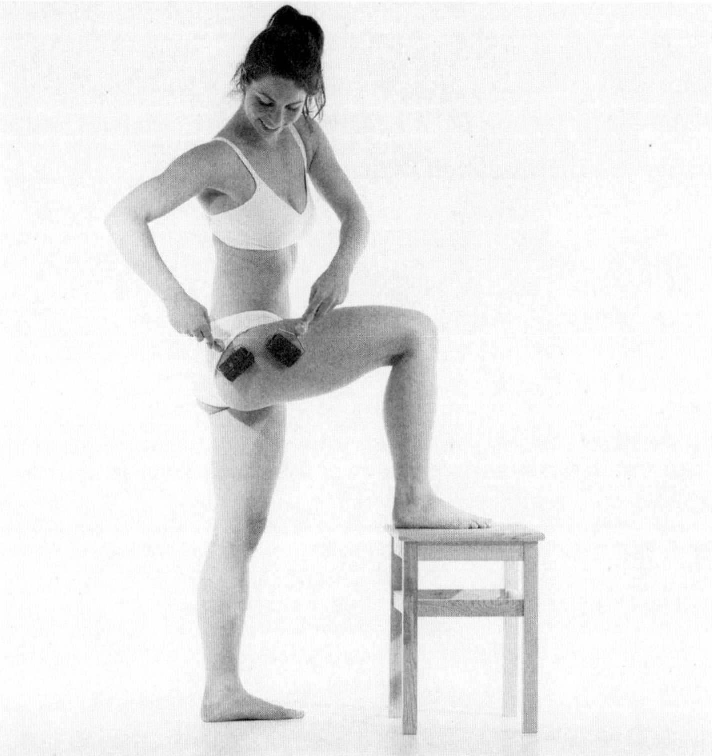

Abbildung 28: Einsatz des Nadelrollers am Gesäß (natürlich auf beiden Seiten) ...

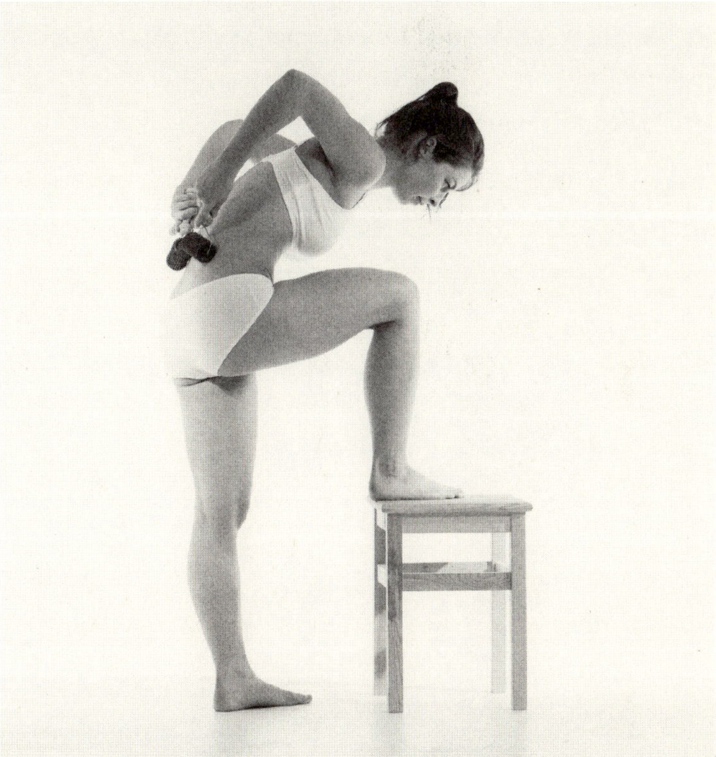

Abbildung 29: … und am unteren Rücken

Nehmen Sie jetzt den Fascia-ReleaZer® zur Hand, stellen Sie jeweils das Bein der zu behandelnden Seite auf einen Hocker oder Stuhl und bearbeiten Sie die Muskelstränge neben der Wirbelsäule im unteren Rückenbereich. Das geht am besten, wenn Sie den Oberkörper leicht nach vorn und eventuell ein wenig zur Seite beugen (Abbildung 30 und 31). Arbeiten Sie nicht auf der Wirbelsäule!

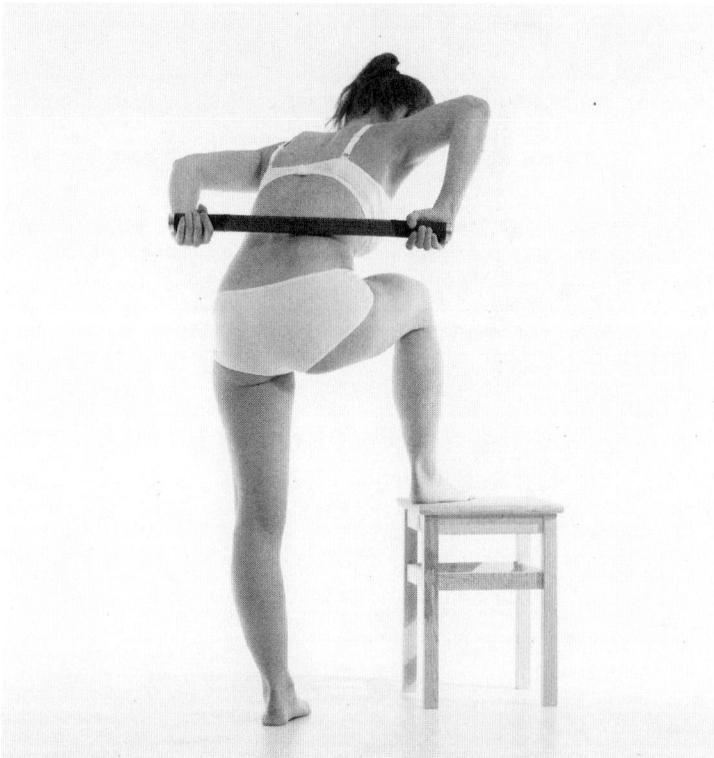

Abbildung 30: Unterer Rücken im Stand

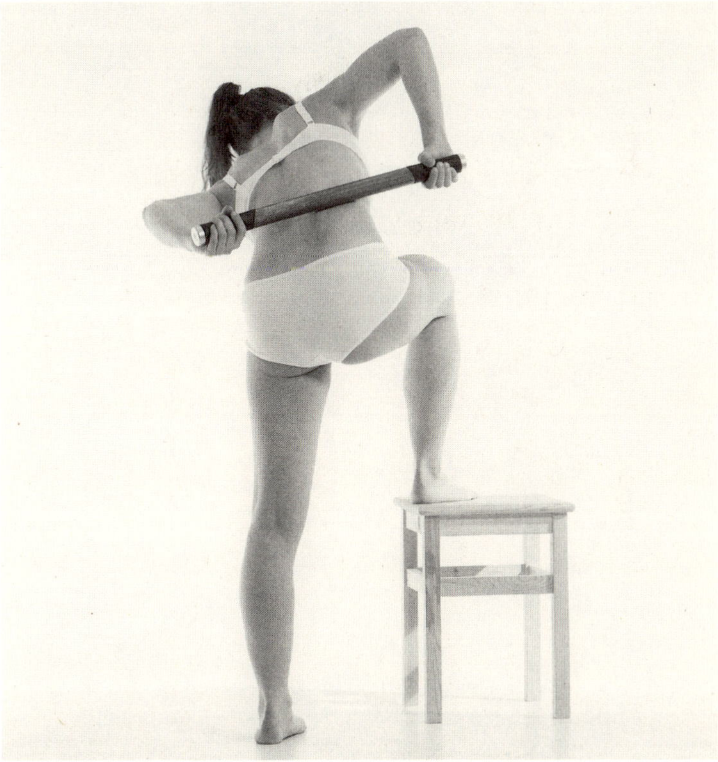

Abbildung 31: Beugen Sie sich dabei auch leicht zur Seite.

Nun ist das Gesäß an der Reihe. Stellen Sie das Bein der zu behandelnden Gesäßhälfte auf einen Stuhl. Die Hände fassen den Fascia-ReleaZer® beidhändig von der Seite. Sie können auch mit einer Hand unter dem Oberschenkel durchgreifen (Abbildung 32).

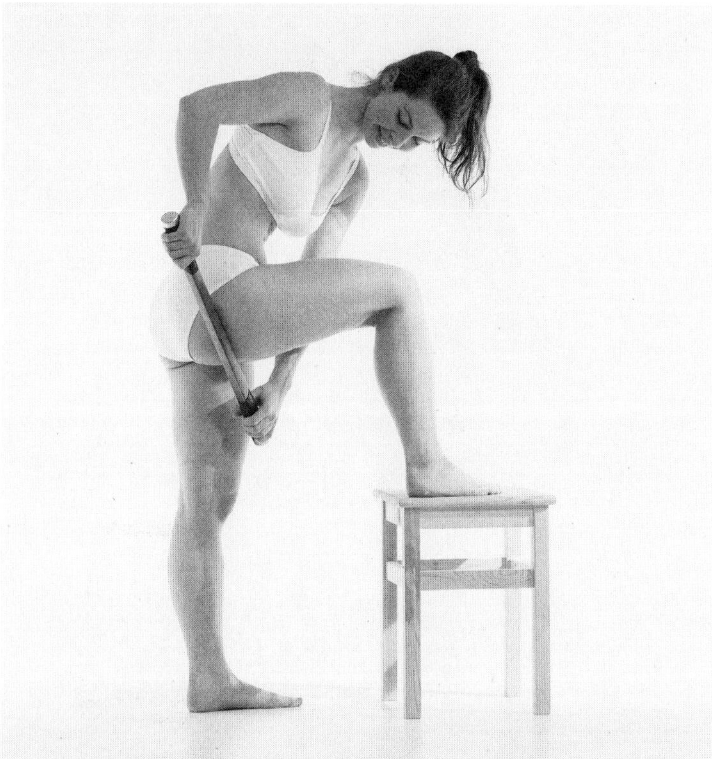

Abbildung 32: Behandlung des Gesäßes im Stehen

Alternativ oder zusätzlich können Sie das Gesäß auch im Sitzen bearbeiten. Setzen Sie sich dazu auf die Kante eines Hockers oder Stuhls und stellen Sie den Fuß der zu behandelnden Seite leicht erhöht ab, z. B. auf einem Karton, Bücherstapel o. Ä. (Abbildung 33).

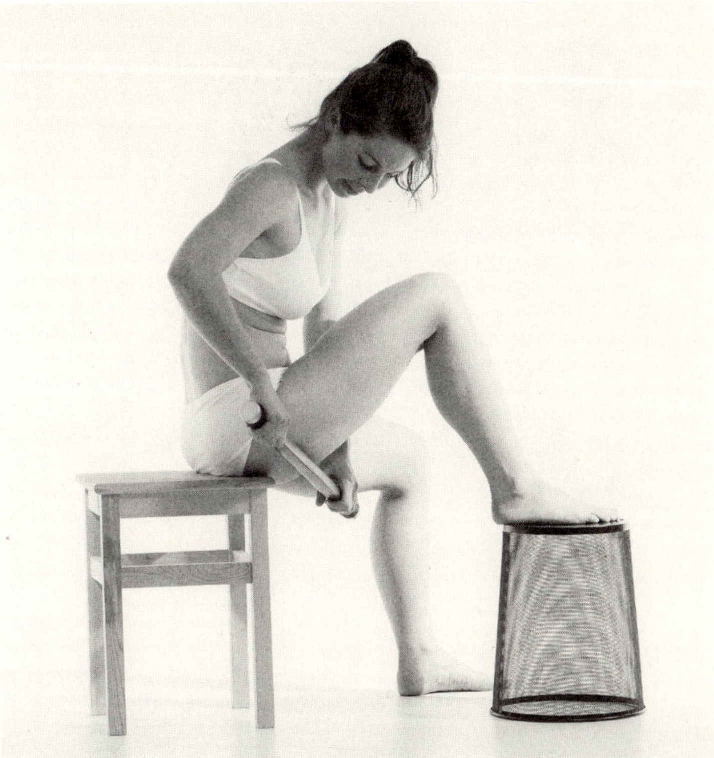

Abbildung 33: Behandlung des Gesäßes im Sitzen

Das Gesäß lässt sich auch prima mit dem Blackroll® DuoBall bearbeiten. Legen Sie den DuoBall auf den Boden und gehen Sie in den Seitstütz, so dass der DuoBall unter dem oberen Ende Ihres Oberschenkels liegt (Abbildung 34).

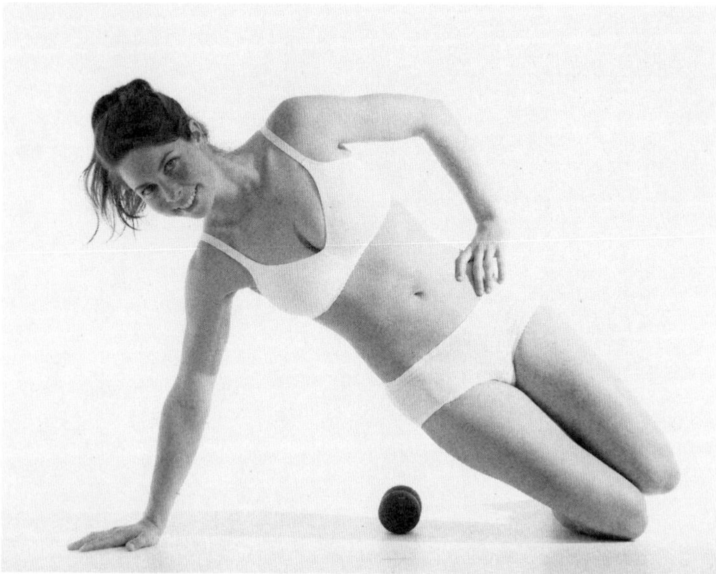

Abbildung 34: Seitstütz über dem Blackroll® DuoBall

Legen Sie den Oberkörper nun auf dem Ball ab und benutzen Sie Ihre angewinkelten Beine, um Ihr Gesäß über den DuoBall nach unten und oben zu rollen (Abbildung 35). Anschließend ist die andere Gesäßhälfte dran.

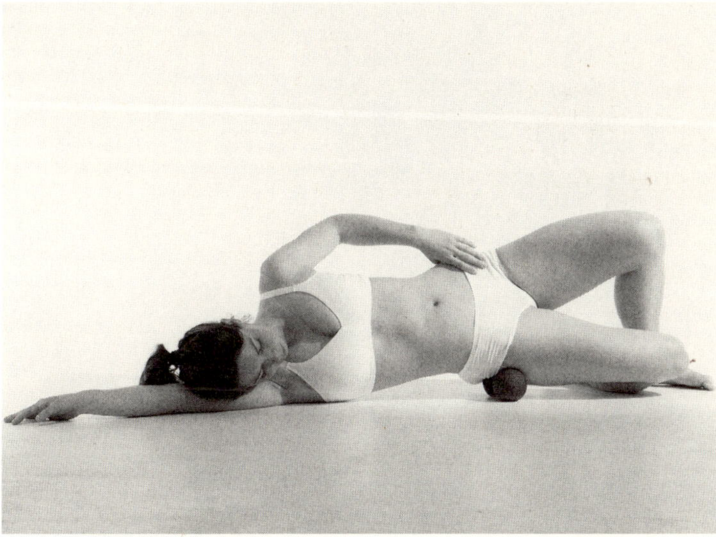

Abbildung 35: Gesäßbehandlung mit dem Blackroll® DuoBall

Der Blackroll® DuoBall eignet sich auch hervorragend zum Bearbeiten des unteren Rückens. Halten Sie ihn mit beiden Händen, so dass die Kugeln auf den Muskelsträngen neben der Wirbelsäule liegen und die Wirbelsäule in der Ausbuchtung zwischen den Bällen ist (Abbildung 36).

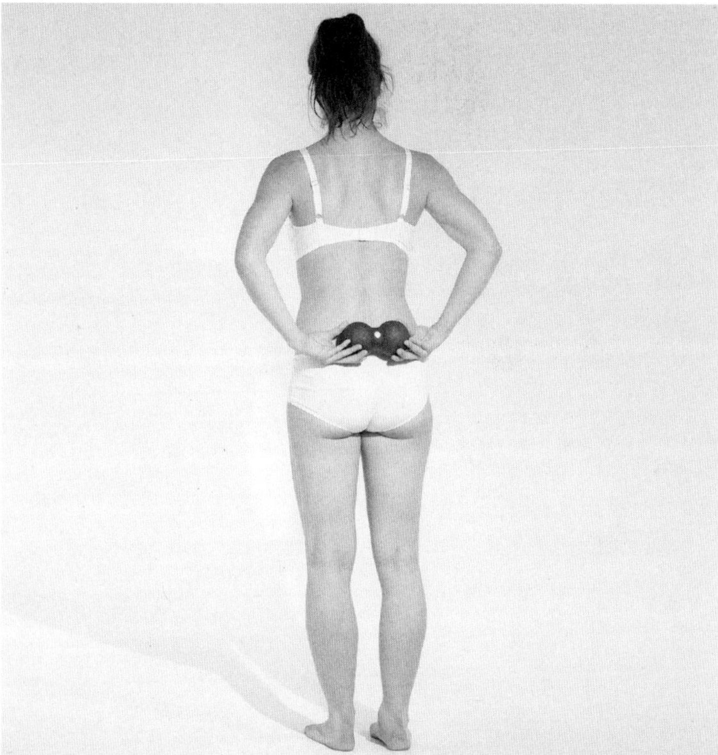

Abbildung 36: So platzieren Sie den Blackroll® DuoBall im unteren Bereich des Rückens.

Nun lehnen Sie sich rückwärts an eine Wand, die Beine leicht angewinkelt. Indem Sie leicht in die Knie gehen und sich wieder aufrichten, rollen Sie auf dem DuoBall hoch und runter (Abbildung 37).

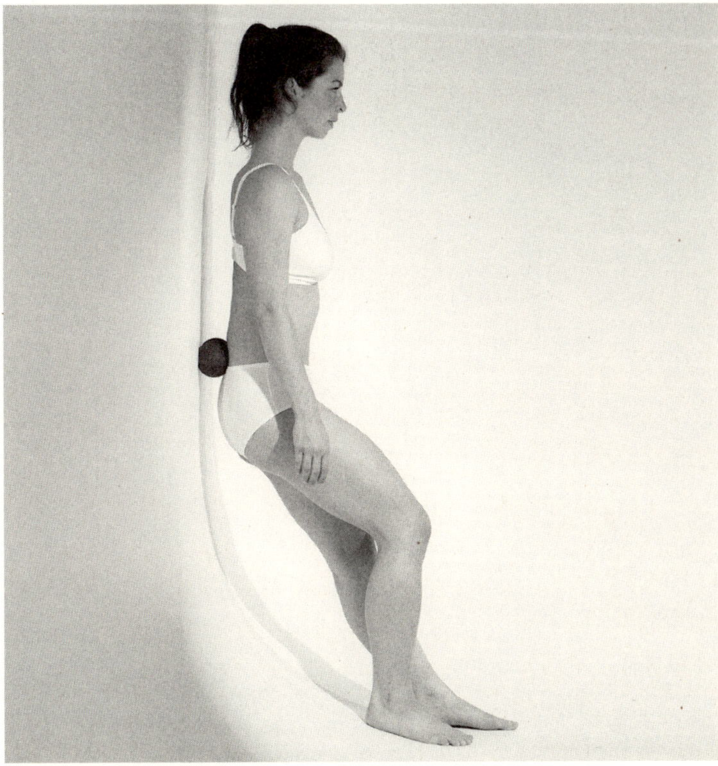

Abbildung 37: Durch Strecken und Beugen der Beine steuern Sie die Bewegung des DuoBalls.

Wenn Sie stark in die Knie gehen, können Sie auch den oberen Rücken behandeln (Abbildung 38). Das ist am Anfang nicht ganz einfach. Mit etwas Übung aber funktioniert die Arbeit am Rücken ganz prächtig.

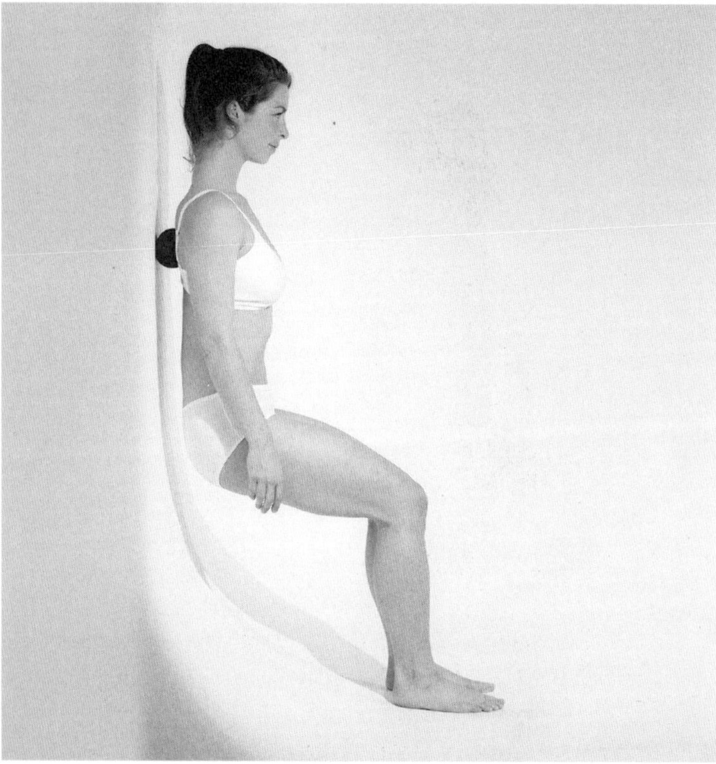

Abbildung 38: Mit stark gebeugten Beinen erreichen Sie auch den oberen Rücken.

Noch intensiver ist die Arbeit mit dem Blackroll® Duo-Ball im Liegen, weil dabei fast das gesamte Körpergewicht zum Einsatz kommen kann. Um den oberen Rücken zu bearbeiten, setzen Sie sich mit angewinkelten Beinen auf den Boden, halten den Duo Ball hinter den Rücken (Abbildung 39) und legen sich dann darauf.

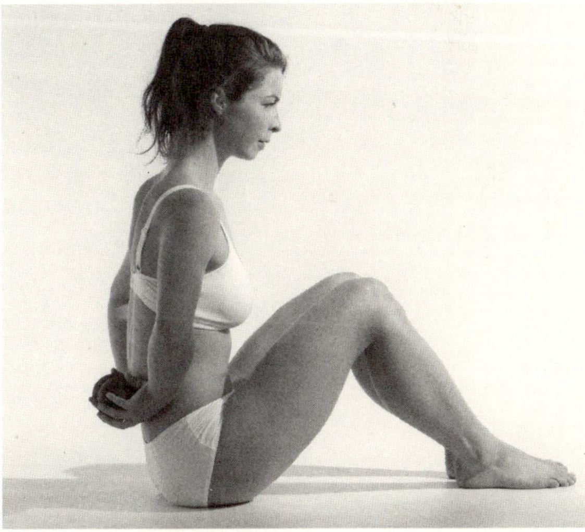

Abbildung 39: Von dieser Position aus starten Sie die Bearbeitung des Rückens mit dem Blackroll® DuoBall.

Indem Sie die Beine mehr oder weniger anwinkeln, bewegen Sie den DuoBall den Rücken hinauf bzw. hinunter (Abbildungen 40 und 41).

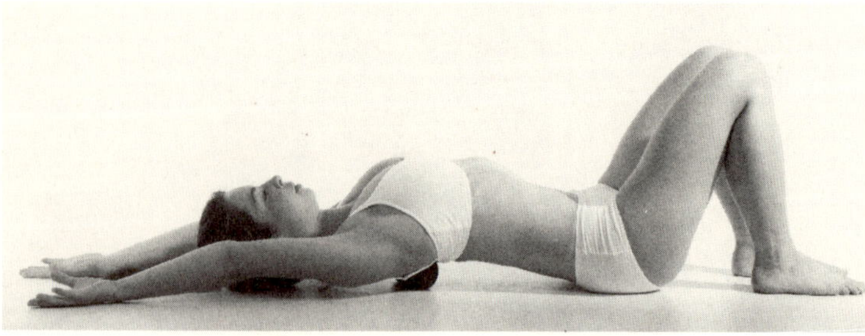

Abbildung 40: Bei stärker angewinkelten Beinen ist der DuoBall weiter oben am Rücken.

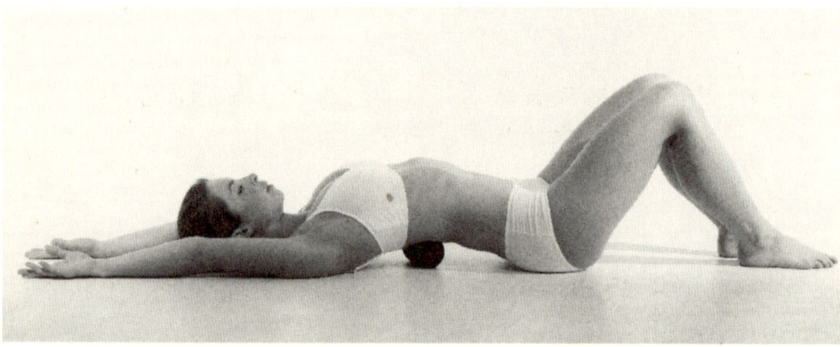

Abbildung 41: Sind die Beine gestreckter, befindet sich der DuoBall tiefer am Rücken.

Um den unteren Teil des Rückens zu bearbeiten, heben Sie die Beine vom Boden ab und rollen noch weiter in Richtung der ausgestreckten Arme (Abbildung 42).

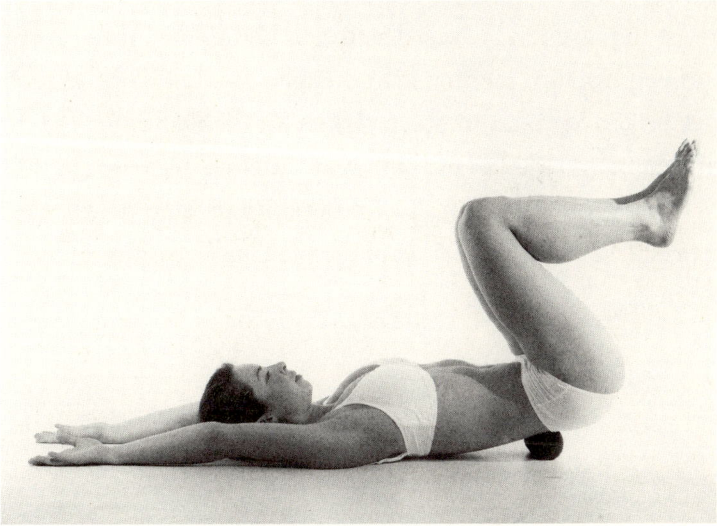

Abbildung 42: Bearbeitung des unteren Rückens mit dem Blackroll® DuoBall

Vergessen Sie nicht, nach den Übungen noch einmal die Vortests durchzuführen.

Übungen für den Oberkörper

Und wieder starten wir mit den Vortests, zunächst dem Nacken-Seitbeugungstest. Stellen oder setzen Sie sich aufrecht hin, greifen Sie mit der linken Hand über Ihren Kopf hinweg bis zum rechten Ohr, beugen Sie den Kopf seitlich zur linken Schulter und verstärken Sie die Dehnung, indem Sie sacht mit der Hand am Kopf ziehen (Abbildung 43). Spüren Sie, wie sich die Dehnung anfühlt, und dehnen Sie den Nacken anschließend auf die gleiche Weise zur anderen Seite.

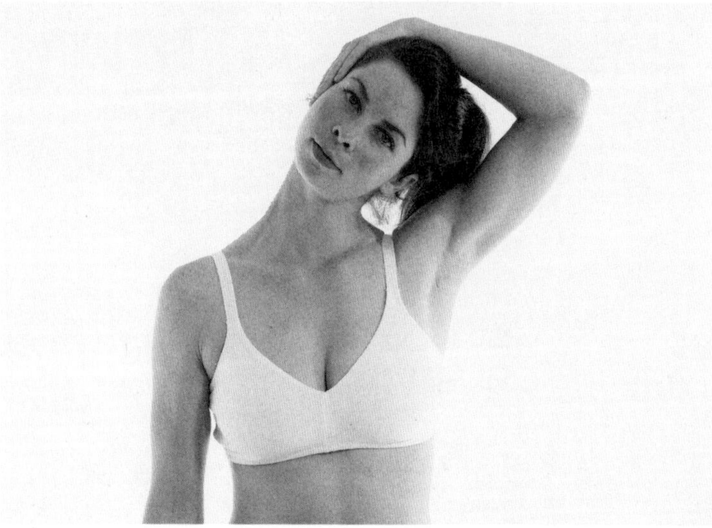

Abbildung 43: Der Nacken-Seitbeugungstest

Nun beugen Sie den Nacken nach vorn. Stellen oder setzen Sie sich aufrecht hin, beugen Sie den Kopf und drücken Sie mit hinter dem Kopf verschränkten Händen leicht nach (Abbildung 44).

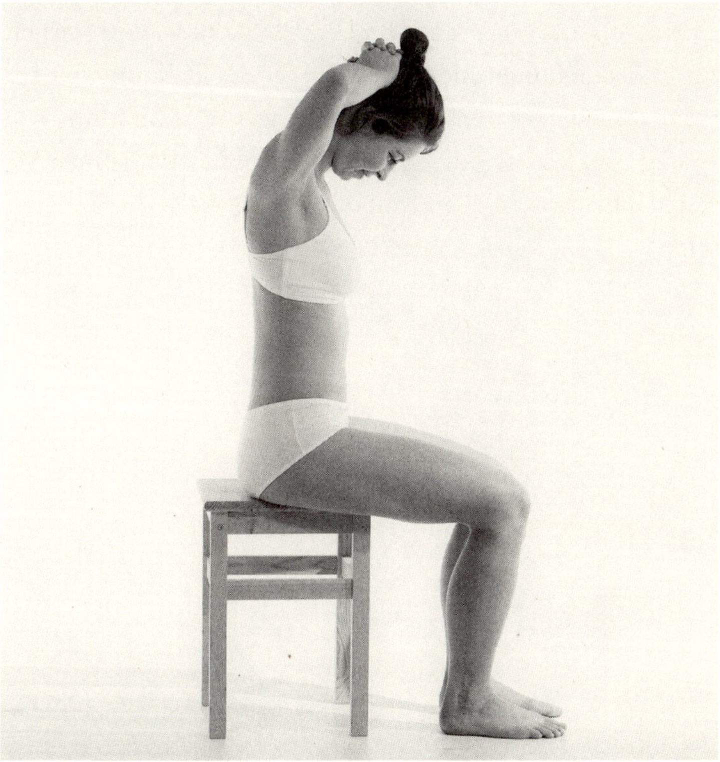

Abbildung 44: Der Nacken-Beugungstest

Jetzt kommt wieder der Nadelroller zum Einsatz, zunächst am Ober-, dann am Unterarm (Abbildungen 45 und 46).

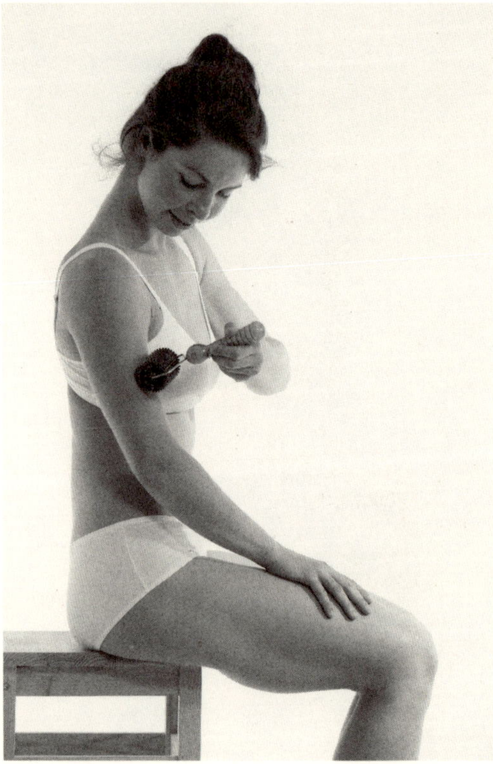

Abbildung 45: Nadelroller am Oberarm

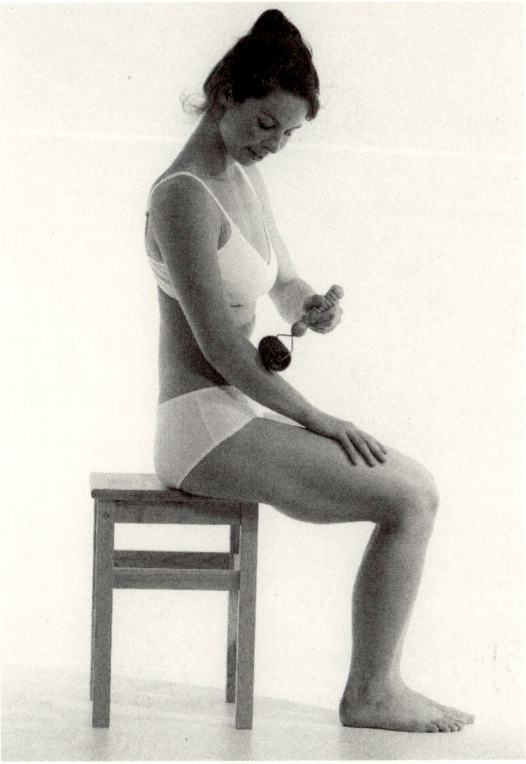

Abbildung 46: Einsatz des Nadelrollers am Unterarm

Als Nächstes erfolgt die Behandlung mit dem Fascia-ReleaZer®. Beginnen Sie am Unterarm, zunächst außen, dann innen. Halten Sie den ReleaZer dazu mittig (Abbildungen 47 und 48).

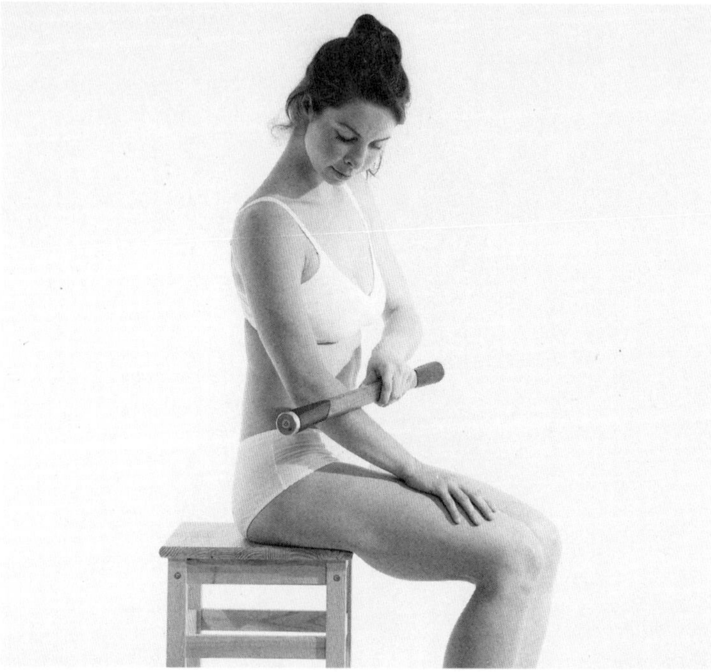

Abbildung 47: So behandeln Sie die Außenseite des Unterarms …

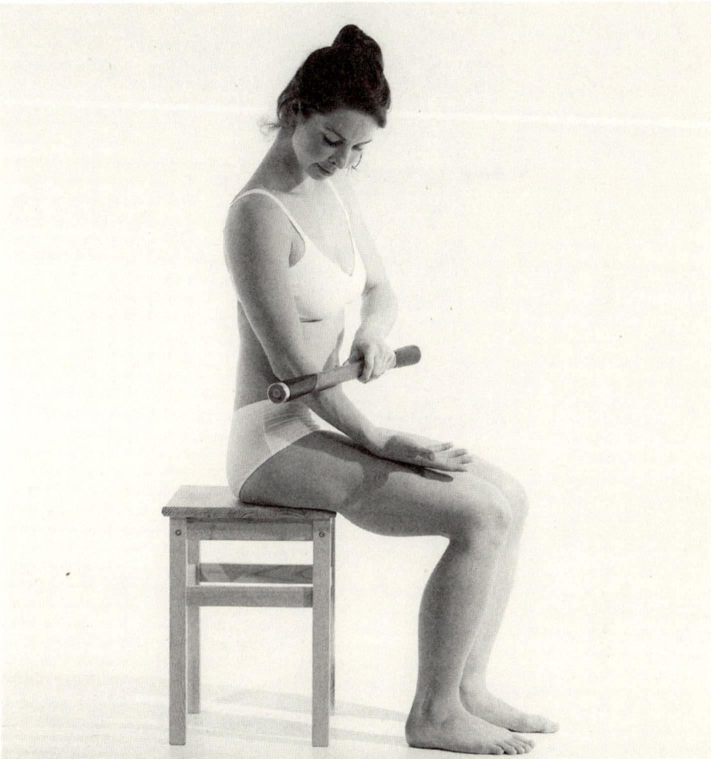

Abbildung 48: … und so die Innenseite.

Entsprechend bearbeiten Sie auch die Oberarme, zunächst außen (Abbildung 49), dann innen (Abbildung 50).

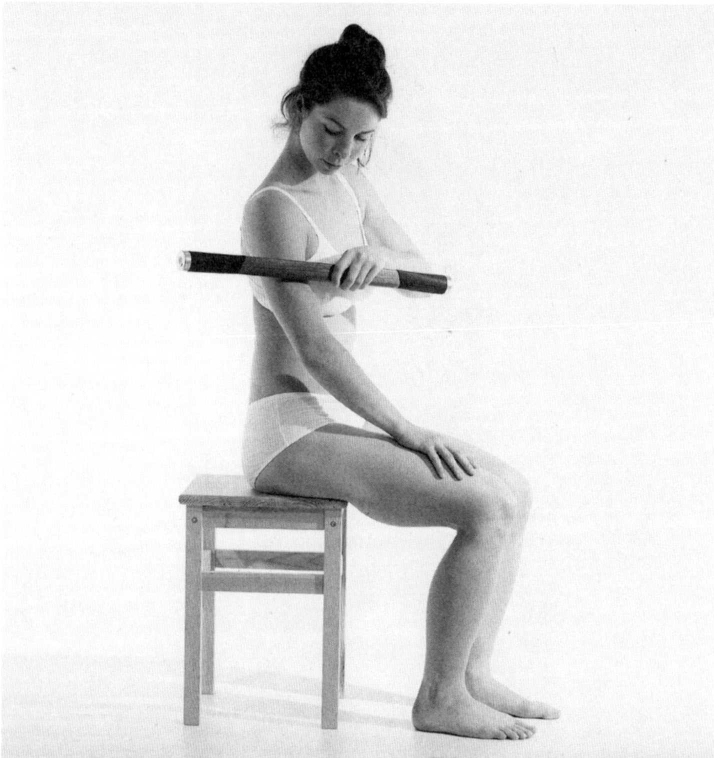

Abbildung 49: Oberarme außen …

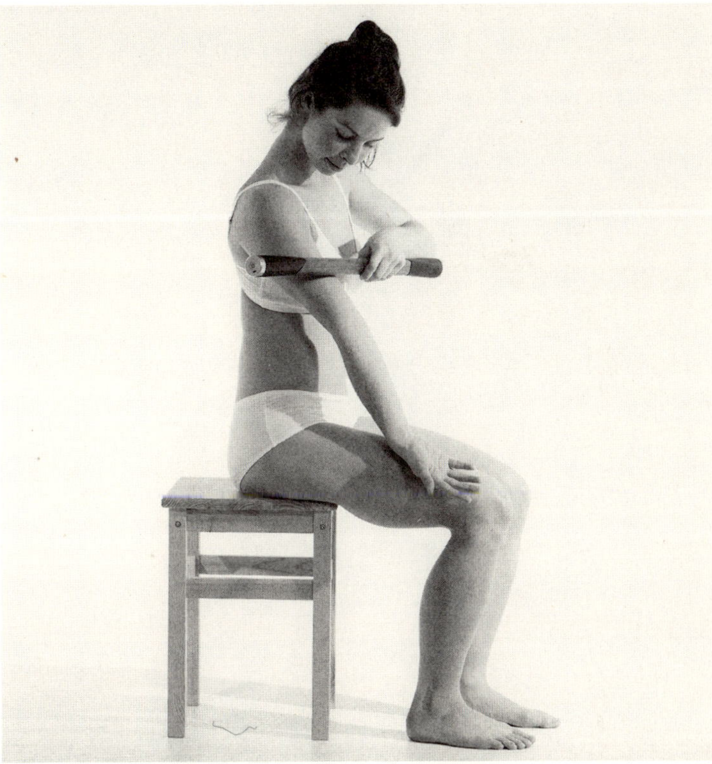

Abbildung 50: … und innen

Um den Nacken zu behandeln, fassen Sie den Fascia-ReleaZer® mit beiden Armen, halten den Kopf leicht gebeugt und neigen ihn zusätzlich zur Seite (Abbildung 51). Hier am besten ohne Vibration arbeiten.

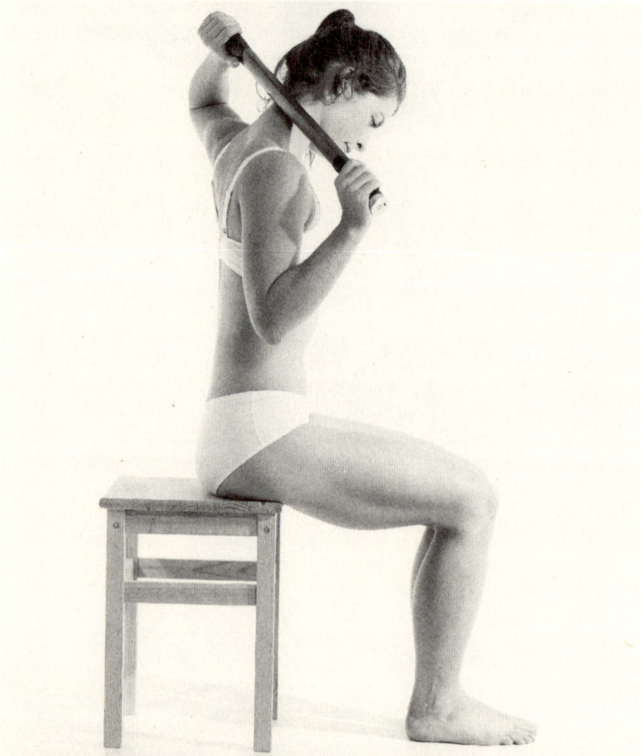

Abbildung 51: Den Nacken sollten Sie ohne Vibration bearbeiten.

Um den Trapezmuskel im Schulter-Nacken-Bereich zu bearbeiten, halten Sie den Fascia-ReleaZer® mit einer Hand (Abbildung 52).

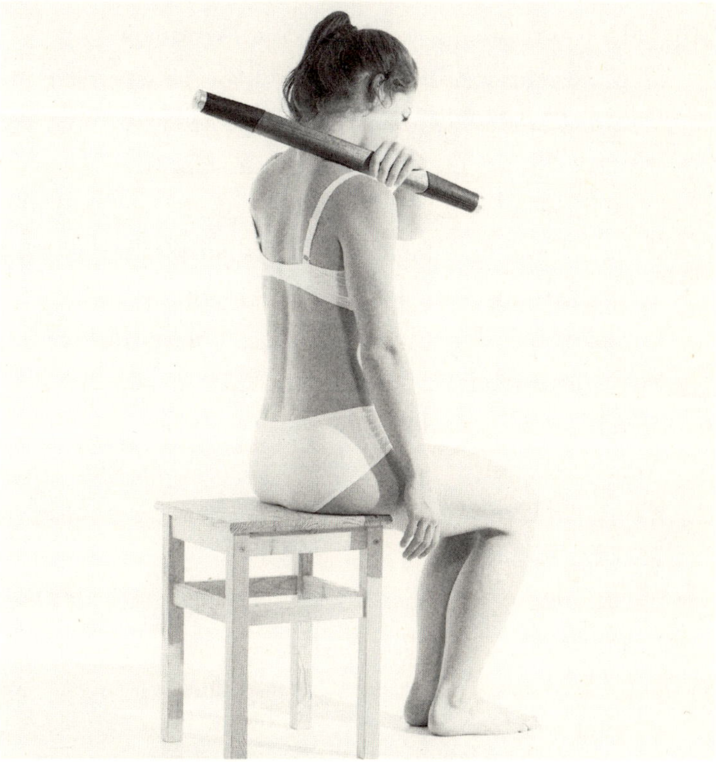

Abbildung 52: Um den Trapezmuskel zu bearbeiten, müssen Sie den Kopf leicht gebeugt halten und zur Seite neigen.

Wenn Sie mit dieser Behandlung fertig sind, machen Sie bitte noch einmal die Vortests (S. 120), und erspüren Sie, was sich getan hat: Fühlen sich die Muskeln entspannter an? Kommen Sie bei der Dehnung weiter als vorher? Ist die Haut wärmer, haben sich die Schmerzen verändert?

Mögliche Reaktionen sowie Kontraindikationen:

- Nach zwei bis vier Tagen kann es zu einer Erstverschlimmerung kommen. Sie sollten dennoch jeden zweiten Tag mit etwas geringerer Intensität weitermachen.
- Manchmal können leichte Blutergüsse auftreten, die aber nach wenigen Tagen verschwinden. Sollte das nicht der Fall sein, war die Intensität zu hoch.
- Vorsicht bei der Einnahme von blutverdünnenden Medikamenten (z. B. Marcumar, ASS). Es könnten größere Blutergüsse auftreten!
- Arbeiten Sie nicht auf offenen oder frischen Wunden.
- Keine Anwendung bei Hautreizungen, -erkrankungen oder Hautallergien.
- Nicht anzuwenden bei Rheumaerkrankungen und bei Krampfadern.
- Bei Halsbehandlungen darf nicht mit Vibration gearbeitet werden.

Was unbedingt dazugehört: das HRV-Training

Wenn Sie das eben vorgestellte Programm eine Zeitlang konsequent angewandt haben, werden Sie viele Veränderungen an sich feststellen. Sie werden sich entspannter und gelöster fühlen, Ihr Körper wird an Spannkraft gewinnen, wird beweglicher, die Schmerzen werden nachlassen, Ihre Haut wird straffer und jünger aussehen. Doch das ist nur die halbe Miete. Um wirklich tiefgreifende und lang anhaltende Veränderungen zu bewirken, benötigen Sie zusätzlich zur Faszienbehandlung ein weiteres Element: das HRV-Training.

Das Kürzel HRV steht für »Herzratenvariabilität«. Das bedeutet zunächst einmal nichts anderes, als dass sich die Schlagzahl des Herzens dem jeweiligen Bedarf anpasst. Das geschieht selbst beim Atmen: Beim Einatmen steigt der Puls, und beim Ausatmen verlangsamt er sich. Wenn Sie eine Treppe hinauflaufen, steigt die Herzfrequenz an, da der Körper bei Anstrengung natürlich mehr Energie und Sauerstoff benötigt. Und damit die Muskeln immer ausreichend davon zur Verfügung haben, muss das Herz mehr Blut durch den Körper pumpen und häufiger schlagen. Dieser Vorgang funktioniert ganz automatisch: Der bereits erwähnte Sympathikus (S. 35) steigert die Herzrate, der Parasympathikus fährt sie anschließend wieder herunter.

Man kann sich die Herzratenvariabilität wie ein tanzendes Paar vorstellen: Die beiden Tanzpartner bilden eine Einheit, egal ob sie einen schnellen Discofox tanzen oder einen langsamen Walzer – die Bewegungen sind geschmeidig, sehen einfach »richtig« aus. Wenn nun aber die Tanzpartner nicht mehr harmonieren, also die Anpassung der Herzfrequenz an die Erfordernisse nicht mehr richtig funktioniert, das Herz beim Treppenlaufen eben nicht schnell genug schlägt oder anders herum beim Ausruhen auf dem Sofa rast wie nach einem Hundertmeterlauf, liegt eine Störung vor, ist die Anpassungsfähigkeit abhandengekommen. Menschen, bei denen die HRV eingeschränkt ist, haben nicht nur Probleme in den Situationen, in denen die Anpassungsleistung zwingend erforderlich ist, etwa beim Sport und auch in psychischen Stresssituationen. Sie leben nachgewiesenermaßen auch mit einem erhöhten Risiko für Herzkrankheiten, Depressionen, Nervenentzündungen und Krebs.

Glücklicherweise lässt sich etwas dagegen tun, und zwar auf ganz einfache Weise: mit der HRV-Poweratmung. Legen Sie sich auf den Rücken oder setzen Sie sich bequem hin, und atmen Sie über fünf bis sechs Sekunden lang aus, halten den Atem eine Sekunde lang, atmen fünf bis sechs Sekunden ein, halten den Atem eine Sekunde und atmen dann wieder aus usw. Das machen Sie täglich mindestens 15 bis 30 Atemzüge lang. Was passiert? Sie synchronisieren dabei Ihr Herz mit Ihrem Atem. Das bewirkt unter anderem, dass vermehrt DHEA ausgeschüttet wird – Sie erinnern sich, der Gegenspieler des Stresshormons Kortisol –, und das Kortisol aus Ihrem Blut wird abgebaut. Sie entspannen sich merklich, Ihre Laune bessert sich. Zudem lernt Ihr Herz wieder, dass es sich anpassen kann, so dass es nach einiger Zeit wieder der perfekte Tanzpartner ist, der es in Ihrer Kindheit und Jugend war.

Mit der HRV-Poweratmung lässt sich aber noch deutlich mehr erreichen als »nur« eine Stressreduktion. Das ARCIM Institute der Filderklinik unter der Leitung von Dr. Jan Vagedes und Christopher-Marc Gordon haben eine Studie mit 124 Patienten mit chronischen Schmerzen im unteren Rücken durchgeführt, in der sie mit verschiedenen Techniken behandelten. Ein Teil der Patienten bekam klassische Krankengymnastik, ein anderer Teil Krankengymnastik plus HRV-Training, ein weiterer Teil wurde mit der Myofaszialen Körpertherapie (den bereits erwähnten gezielten und standardisierten Grifftechniken) behandelt und der letzte Teil mit der Myofaszialen Körpertherapie plus HRV-Training. Am schlechtesten, im Sinne der geringsten Schmerzreduktion, schnitt die Krankengymanstik ab, mit Abstand am besten die Myofasziale Körpertherapie in Verbindung mit HRV-Training. In einer weiteren Studie haben wir im Center Gordon die Myofasziale Körpertherapie plus HRV-Training mit einer klassischen Massage und gleichzeitiger Entspannungsmusik verglichen. Während bei der klassischen Massage mit Enspannungsmusik nahezu kein Effekt zu verzeichnen war, hatten wir in der Körpertherapie-HRV-Gruppe nach drei Monaten eine Schmerzreduktion um gut 60 % erreicht.

Sie sehen, worauf ich hinauswill: Wenn Sie regelmäßig die beschriebenen Übungen machen – die Faszienübungen aus dem vorigen Kapitel und zusätzlich die HRV-Poweratmung –, haben Sie beste Chancen, gesünder zu werden und vor allem weniger Schmerzen zu erleiden.

Was Sie sonst noch gegen den Stress tun können

Zusätzlich zu den in den vorigen Kapiteln genannten Methoden gibt es eine ganze Menge, was Sie vorbeugend, aber auch begleitend gegen Belastungen und Stress tun können. Es spricht nichts dagegen, *alle* Tipps zu beherzigen, zumindest den einen oder anderen sollten Sie übernehmen. Sie werden den Unterschied spüren!

Leben im Rhythmus der Zeit

Es gibt Menschen, die kommen angeblich mit 1,5 Stunden Schlaf aus, anderen reichen drei bis vier Stunden. Mit solch extrem kurzen Schlafzeiten kann man jedoch nur auskommen, wenn man konsequent zwischendurch ein kurzes Nickerchen – ein sogenanntes Powernap – einlegt. Die meisten Menschen halten sich weitgehend an den »Standard« von sechs bis neun Stunden Nachtschlaf.

Laut einer repräsentativen Umfrage der Krankenversicherung BKK aus dem Jahre 2010 – befragt wurden mehr als 2000 Berufstätige zwischen 18 und 45 Jahren – schlafen deutsche Arbeitnehmer umso weniger, je länger ihre Wochenarbeitszeit ist. Im Schnitt liegt die Schlafdauer bei einer

Wochenarbeitszeit von unter 20 Stunden knapp über sieben Stunden, bei einer Arbeitszeit von 50 oder mehr Stunden nur noch bei knapp 6,5 Stunden. Die Beschäftigten haben also nicht nur mehr Stress am Arbeitsplatz, sondern auch noch weniger nächtliche Erholungszeit. Das gilt natürlich insbesondere für jene, die unter Einschlaf- oder Durchschlafproblemen leiden oder die immer zu früh aufwachen. Nach der bereits erwähnten BKK-Studie ist jeder Zehnte (13 %) jede oder fast jede Nacht davon betroffen.

Wie viel Schlaf aber brauchen wir wirklich? Gesichert ist bislang nur, dass die ersten drei Schlafzyklen von je etwa 90 Minuten unverzichtbar sind, also etwa 4,5 Stunden. Man bezeichnet sie deshalb auch als Kernschlaf, den Rest als optionalen Schlaf. Doch auch wenn leichter Schlafentzug – wie ihn viele Werktätige in der Woche anhäufen – nicht lebensbedrohlich ist, beeinträchtigt er doch die Leistungsfähigkeit am Tage und führt zu einem Anstieg von Entzündungsstoffen und Stresshormonen im Körper, was Diabetes und anderen Erkrankungen Vorschub leistet. Wer nun denkt, am Wochenende den fehlenden Schlaf aufholen zu können, der irrt, wie eine US-amerikanische Studie aus dem Jahre 2013 belegt. Die Testpersonen waren direkt nach dem Wochende zwar tagsüber weniger schläfrig, auch ihre Stresshormon- und Entzündungswerte waren wieder normal, die Leistungsfähigkeit aber blieb schlechter als vor dem Schlafentzug einer Arbeitswoche.

Noch wichtiger als die Dauer ist aber offenbar, dass unsere Schlafzeiten regelmäßig sind und mit unseren biologischen Rhythmen zusammenpassen. Sie haben sicher schon vom sogenannten Schlafhormon Melatonin gehört. Es wird in der Zirbeldrüse (Epiphyse) im Gehirn produziert, sobald der Lichteinfall geringer, sprich, wenn es Nacht wird. Ab etwa vier Uhr nachts wird dann vermehrt das »Aufwachhormon« Kortisol – wir kennen es bereits als Stresshormon – in die Blutbahn ausgeschüttet, das kurz nach acht Uhr seinen Tageshöchststand erreicht und den Körper aufs Aufwachen und einen aktiven Tag vorbereitet.

Was geschieht aber mit jenen, die nachts arbeiten müssen, die vielleicht sogar wechselnde Schichten haben? Viele Menschen sind unter solchen Bedingungen beschäftigt: Ärzte, Pflegepersonal, Apotheker, Polizisten, auch Personen, die in Industriebetrieben, z. B. der Autoindustrie, tätig sind.

Was die Auswirkungen von Schichtarbeit bzw. verschobenen biologischen Rhythmen angeht, gibt es eine ganze Reihe von Tierversuchen, in denen die Auswirkungen auf bestimmte Gene untersucht wurden, jedoch noch relativ wenig belastbare Daten zur Gesundheit des Menschen. Eine Ausnahme bildet die große US-amerikanische Nurses Health Study. Bei der Auswertung von 14 181 Todesfällen in den Jahren 1988 bis 2010 zeigte sich, dass die Gesamtsterblichkeit (19 %) sowie das Herz-Kreislauf-Risiko (23 %) ab fünf Jahren Schichtarbeit bei den weiblichen Pflegekräften deutlich erhöht waren, erst recht sogar danach. Auch das Risiko, an Lungenkrebs zu sterben, war der Untersuchung zufolge bei den Probantinnen um 25 % erhöht gegenüber Frauen, die nie in Schichtarbeit gearbeitet hatten.

Ich möchte Ihnen hier keine Angst machen. Aber wenn Sie selbst mit Schichtarbeit leben müssen, so sollten Sie umso mehr darauf achten, etwas gegen den Stress zu tun.

All jene, die nicht von Schichtarbeit betroffen sind, können im Urlaub – am besten über zwei, drei Wochen – einmal testen, wie lang ihre optimale Schlafdauer eigentlich ist. Trinken Sie während dieser Zeit keinen Alkohol und nach 15 Uhr keinen Kaffee, schwarzen oder grünen Tee mehr. Die ersten sieben Urlaubstage zählen nicht, in denen werden Sie vermutlich nur Ihr Schlafdefizit aufholen und entsprechend länger schlafen. Ansonsten gilt: Legen Sie sich immer dann schlafen, wenn Sie müde sind, und stehen Sie auf, wenn Sie wach werden. In der zweiten, spätestens der dritten Woche wird sich Ihr Rhythmus dann so weit normalisiert haben, dass Sie nun tatsächlich so lange schlafen, wie es nötig ist. Diese Schlafdauer sollten Sie nach Möglichkeit in Ihren Alltag übernehmen.

Turboentspannung für zwischendurch

Es gibt Situationen, in denen wir ganz schnelle Hilfe gegen Stress benötigen. Dafür bietet sich eine Übung an, die das in weniger als einer Minute schafft, indem sie den Parasympathikus stimuliert. Sie können sie wunderbar auch am Arbeitsplatz machen, ohne dass jemand etwas davon mitbekommen wird:

Massieren Sie den sogenannten Temporalis-Muskel, der

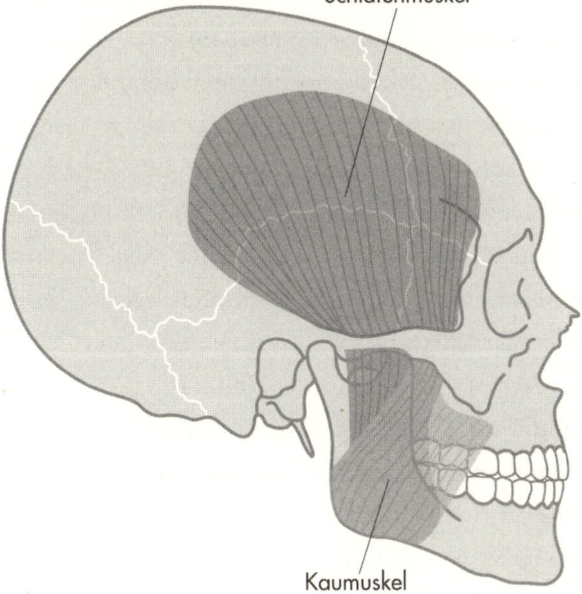

Abbildung 53: Temporalis-(Schläfen-)
und Masseter-(Kau-)Muskel

sich auf beiden Schädelseiten oberhalb der Ohren befindet, und den Kaumuskel (Masseter), den Sie ertasten können, wenn Sie den Mund auf und zu machen (s. Abb. 53).

Bewegung für Einsteiger

Über die postiven Wirkungen körperlicher Bewegung habe ich Ihnen bereits einiges erzählt. Sie wissen auch, dass zu viel des Guten nicht guttut. Aber trotzdem sollten Sie etwas für Ihre Ausdauer tun, am einfachsten dadurch, dass Sie laufen. Ich möchte Ihnen deshalb ein kleines Trainingsprogramm nahelegen. Sollten Sie bereits regelmäßig Sport treiben, kommt es für Sie natürlich nicht mehr in Frage.

Denken Sie immer daran: Wer sich überfordert, bewirkt das Gegenteil. Damit das nicht passiert, sollten Sie bei allen sportlichen Aktivitäten immer Ihren Puls kontrollieren. Hier eine einfache Pulsformel, mit der Sie während des Trainings feststellen können, ob Sie noch im »grünen Bereich« sind:

Ihre maximale Herzfrequenz (Hfmax) erhalten Sie dadurch, dass Sie 220 minus Ihr Lebensalter rechnen. Bei einem 40-jährigen sind das beispielsweise 180 Schläge pro Minute. Um den Wert zu erhalten, den Sie beim Training keinesfalls überschreiten sollten, ziehen Sie davon 30 % ab: 180 – 54 = 126 Schläge pro Minute. Um die optimale Herzfrequenz zu ermitteln, ziehen Sie 40 % von Ihrer Hfmax ab, in unserem Beispiel kommen wir also auf 180 – 72 = 108 Schläge pro Minute (entsprechend 60 % der Hfmax), was für den Anfänger ein optimaler Wert ist.

Ihre Herzfrequenz bestimmen Sie entweder dadurch, dass Sie Ihren Puls fühlen und dabei den Sekundenzeiger Ihrer Uhr im Blick behalten, oder Sie verwenden eine Pulsuhr, bei der Sie sogar Ihre persönliche optimale Herzfrequenz einprogrammieren können, so dass Sie im Falle eines Überschreitens gewarnt werden.

Das Schöne am Laufen ist, dass man es jederzeit und überall machen kann. Man braucht lediglich gute Laufschuhe, der Jahreszeit angemessene Laufbekleidung und etwas Zeit. Doch wer als Anfänger einfach losläuft, gerät schnell in Gefahr zu übertreiben. Steigern Sie sich daher langsam. Beginnen Sie mit einer halben Stunde Training. Wechseln Sie dabei zwischen zwei oder drei Minuten Laufen und einer Minute Gehen, in der sich Ihr Puls wieder etwas beruhigen kann. Verlängern Sie die Laufphasen dann von Woche zu Woche, bis Sie schließlich ganz auf die Gehpausen verzichten können.

Am besten trainieren Sie jeden zweiten Tag, aber legen Sie unbedingt einen weiteren Tag Pause ein, wenn Sie sich nicht wohl fühlen.

Wenn Sie die 30 Minuten am Stück schaffen: Herzlichen Glückwunsch! Sie können jetzt bei diesem Trainingspensum bleiben oder versuchen, sich zu steigern. Dafür gibt es zwei Varianten: Entweder Sie steigern die Laufzeit, oder Sie erhöhen zwischendurch immer mal wieder die Geschwindigkeit. Bei Letzterer handelt es sich um eine frühe Form des Intervalltrainings, die bereits 1930 in Schweden entwickelt wurde, das sogenannte Fartlek, im deutschen Sprachraum als Fahrtspiel bezeichnet. Dabei legt man nach einer Warmlaufzeit von ca. zehn Minuten immer wieder kurze Sprints von wenigen Minuten ein, die zu einer deutlichen Herzfrequenzerhöhung führen und einen enormen Trainingseffekt haben.

Lachen Sie sich gesund

Sagt Ihnen der Begriff Gelotologie etwas? Das ist die Lachforschung. Die Gelotologie ist zwar noch relativ jung, existiert sie doch erst seit Ende der 1980er Jahre. Doch seitdem haben Lachforscher schon einige beachtliche Fakten zutage gefördert. Lachen löst auf der emotionalen Ebene Hemmungen, bringt vergessen geglaubte Gefühle wieder ans Tageslicht und verhilft oft zu einem zwangloseren Umgang mit unseren Mitmenschen. Wenn wir über etwas lachen, kann sich unsere Sicht der Dinge verändern, so dass wir offen werden für neue Zusammenhänge, was uns letztlich kreativer macht.

Auch in unserem Körper geschieht eine ganze Menge. So werden beim Lachen bestimmte Signalstoffe unseres Nervensystems – Endorphine und Enkephaline, sogenannte »Glückshormone« – ausgeschüttet. Stress? War vielleicht vorher, aber nach dem Lachen ist er wie weggeblasen. Zudem ist Lachen auch ein hervorragendes Muskeltraining für Zwerchfell, Rippenmuskulatur und Gesichtsmuskeln. Durch das Zwerchfelltraining entsteht obendrein in der Lunge ein extrem starker Gasaustausch – bis zum Drei- oder Vierfachen der Normalatmung –, so dass das Blut von Sauerstoff geradezu überflutet wird. Gut für unser Gehirn! Auch unser Immunsystem wird durch Lachen nachweislich positiv angeregt, so dass es mit Infektionskrankeiten schneller fertig wird bzw. diese gar nicht erst auftreten.

Was aber tun, wenn es nichts zu lachen gibt? Sie wissen selbst am besten, worüber sie lachen können, über welche Witze, Bücher, Filme. Legen Sie sich eine Biblio-, Video- und Audiothek mit humorvollen Inhalten zu. Und wenn Sie mal weniger gut drauf sind, greifen Sie zu. Und wenn auch das nichts nützt, hilft ein Trick: Nehmen Sie einen Bleistift – ein Kugelschreiber oder ein Kochlöffel tun's auch – quer zwischen die Zähne. Dabei werden bestimmte Muskeln aktiviert, die Sie auch beim Lächeln benutzen. Schon dieser simple Trick verbessert die Stimmung – das ist wissenschaftlich erwiesen. Wenn Sie dann mit dem Bleistift im Mund auch noch in den Spiegel schauen, werden Sie sicher kaum noch an sich halten können!

Entspannen Sie Ihre Augen

Gönnen Sie Ihren Augen und damit sich selbst eine Pause durch Palmieren. Das bedeutet so viel wie »Abschirmen der Augen mit den Handflächen«. Reiben Sie dafür Ihre Handflächen aneinander, bis sie richtig schön warm sind. Nun setzen Sie sich an einen Tisch, stützen die Ellenbogen auf (am besten ist es, wenn Sie z. B. ein Kissen unterlegen, um es etwas bequemer zu haben) und decken Ihre Augen so mit den Handflächen ab, dass kein Lichtstrahl mehr in Ihre Augen dringt, Sie die Augenlider und Wimpern mit den Händen aber nicht berühren. Dann schließen Sie die Augen.

Aller Wahrscheinlichkeit nach werden Sie zunächst noch Lichtblitze oder Sterne wahrnehmen. Das sind aber nur Ihre überreizten Sehsinneszellen, die nach wie vor Impulse ins Gehirn senden. Stellen Sie sich jetzt vor, wie Ihre Augen zur Ruhe kommen, wie diese Ruhe über die Sehnerven bis in Ihr Gehirn gelangt. Erfühlen Sie, wie sich auch die Verspannungen in Schultern, Nacken und Hals lösen. Palmieren Sie so lange, bis Sie ganz zur Ruhe gekommen sind.

Entspannung durch Anspannung

Es gibt eine wirklich einfache und binnen kurzer Zeit erlernbare Methode, unseren Körper ganz bewusst zu entspannen: die progressive Muskelrelaxation (PMR) nach Jacobson bzw. die aus ihr entwickelten Verfahren. Der Trick dabei: Wenn Sie einen Muskel zunächst ganz bewusst anspannen, fällt es Ihnen viel leichter, ihn anschließend zu entspannen. Auf diese Weise – durch Anspannen und Entspannen der verschiedenen Muskelgruppen – lernen Sie etwas, das den meisten von uns abhandengekommen ist: das Wahrnehmen von Anspannungen und die Fähigkeit, diese bewusst in Entspannung umzuwandeln.

Sie können die progressive Muskelrelaxation beispielsweise in Volkshochschulen oder in manchen Arztpraxen erlernen. Doch das Prinzip ist so einfach, dass Sie es sich z. B. mit Hilfe eines Buchs oder einer CD selbst beibringen können – oder folgen Sie einfach meiner Anleitung. Wichtig dabei: Die Stärke der Anspannung entscheidet darüber, wie stark das anschließende Gefühl der Entspannung ist. Also strengen Sie sich ruhig ein wenig an! Machen Sie die Übungen am besten im Liegen.

Arme und Hände

Legen Sie die Arme neben Ihren Körper und ballen Sie die Hände zu Fäusten, so fest Sie können. Spannen Sie zusätzlich die Muskulatur der Oberarme an. Halten Sie die Spannung für zehn Sekunden. Dann entspannen Sie Ihre Muskeln und erfühlen Sie den Zustand. Wiederholen Sie die Übung dreimal.

Beine und Füße

Spannen Sie alle Muskeln auf der Unterseite Ihrer Beine an – Ihre Zehenspitzen müssen dann nach vorn bzw. unten zeigen – und halten Sie die Spannung für zehn Sekunden. Nun ganz bewusst entspannen und die Entspannung fühlen. Jetzt sind die Muskeln auf der Oberseite dran: Anspannen, so dass die Zehenspitzen zu Ihrem Kopf zeigen. Zehn Sekunden halten, entspannen. Wiederholen Sie die Unter- und Oberseite der Beine jeweils dreimal.

Nach dem gleichen Schema – maximales Anspannen, zehn Sekunden halten, entspannen und die Entspannung fühlen – gehen Sie bei folgenden Muskelgruppen vor: Bauch, Rücken, Schultern, Hals, Gesicht.

Valsalva: Druck normalisiert Herzschlag

Diese Methode, benannt nach dem italienischen Anatomen und Chirurgen Antonio Maria Valsalva (1666–1723), kennen wir alle und haben sie alle schon angewandt, ohne den Namen gekannt zu haben – nämlich immer dann, wenn wir Druck auf den Ohren loswerden wollten, etwa im Flugzeug oder beim Tauchen. Wir halten uns dabei die Nase zu, schließen den Mund und versuchen auszuatmen, was natürlich misslingt, da Mund und Nase ja verschlossen sind. Die Methode wird z. B. auch in der Hals-Nasen-Ohren-Heilkunde angewandt, um die Durchgängigkeit der Eustachischen Röhre – die Verbindung zwischen Rachenraum und Mittelohr – und das Trommelfell zu prüfen, ebenso als diagnostisches Mittel bei möglichen Herzkrankheiten.

Die Valsalva-Methode wird aber auch benutzt, um ein ungesundes Herzrasen (Tachykardie) zu beenden. Wenn Sie sie ausprobieren, werden Sie feststellen, dass Sie zunächst das Gefühl haben, Ihre Herzfrequenz gehe nach oben. Und das stimmt tatsächlich. Wenn Sie aber mit dem Pressen aufhören, normalisiert sich die Herzfrequenz auf niedrigem Niveau. Der Grund ist, dass bei der Valsalva-Methode der Vagusnerv, das parasympathische Nervensystem, angeregt wird, was entspannend wirkt. Versuchen Sie das einmal, wenn Sie »unter Strom« stehen.

Vorsicht ist allerdings geboten bei Menschen mit Migräne oder Cluster-Kopfschmerzen, wenn diese z. B. durch

Husten ausgelöst werden können. In dem Fall wäre es auch möglich, dass die Valsalva-Methode zu einem Anfall führt.

Kuschel mal wieder!

Wie entspannend und stresslösend körperliche Nähe sein kann, wissen wir alle. Der wissenschaftliche Hintergrund trägt den Namen Oxytocin und ist ein Stoff, der meist als »Kuschel-Hormon« bezeichnet wird (wobei die Bezeichnung nicht ganz stimmt, denn der Eiweißstoff wirkt sowohl als Hormon als auch als Nervenbotenstoff, also als Neurotransmitter). Oxytocin leitet die Wehen ein und lässt bei Frauen nach der Geburt die Milch einschießen, wird aber auch beim Orgasmus und beim Kuscheln ausgeschüttet – daher der Spitzname »Kuschel-Hormon«.

Was uns hier aber besonders interessiert, ist die Tatsache, dass Oxytocin Stresshormone vertreibt, den Blutdruck senkt, uns ausgeglichener und umgänglicher macht. Wenn Sie also gestresst sind: Kuscheln Sie – mit Ihrem/Ihrer Liebsten, Ihrem Kind oder auch Ihrem Haustier. Und vielleicht nutzen Sie noch den Nebeneffekt: Oxytocin verbessert nämlich auch die Wundheilung.

Der heilsame Reiz, der aus der Hitze kommt

Gehören Sie zu den Saunagängern? Falls nicht, werde ich Sie hier hoffentlich auf den Geschmack bringen oder Sie zumindest zum Ausprobieren bewegen. Denn die Wirkungen regelmäßiger Saunabäder auf unser vegetatives Nervensystem – natürlich auch auf Herz und Kreislauf sowie unser Immunsystem – sind so positiv, dass ich sie Ihnen nur ans Herz legen kann.

Die meisten von uns denken bei dem Wort Sauna vermutlich zunächst an Finnland und die dort üblichen Häuschen aus massiven Baumstämmen. Doch die »Ursauna« ist viel älter und reicht vermutlich mindestens 40 000 Jahre in die Vergangenheit zurück, in eine Zeit, da Nordamerika von Asien aus besiedelt wurde, in eine Zeit, als die große Kälte der sogenannten Würm- oder auch Weichsel-Eiszeit herrschte. Die Entdeckung, dass am Feuer erhitzte Steine die Höhle oder das primitive Zelt eine Zeitlang in eine Schwitzhütte oder zumindest einen behaglich warmen Raum verwandeln konnten, muss unseren Urahnen als Geschenk des Himmels erschienen sein.

Viele Jahrtausende später, von etwa 500 v. Chr. an, waren auch in Griechenland Heißluftbäder groß in Mode. Doch was die Römer in der Zeit ihrer Vorherrschaft ab etwa 50 v. Chr. im Mittelmeerraum mit der Badekultur anstellten, geht weit über das griechische Vorbild hinaus. So wurde im Jahre 298 n. Chr. mit dem Bau einer riesigen Thermenanlage in Rom begonnen, die später dem römischen Kaiser Diokletian geweiht wurde. Der gesamte Thermenkomplex maß 380 mal 370 Meter und bot gleichzeitig 3200 Römern die Annehmlichkeiten einer voll ausgestatteten Badelandschaft.

Auch wenn das Heißluftbad also eindeutig keine finnische Erfindung ist, spricht doch vieles dafür, Finnland als die Heimat der Saunakultur zu bezeichnen. Zum einen stammt das Wort Sauna aus der finnischen Sprache: »Suownje« meinte zunächst eine in einer Erdgrube eingelassene Wohn-Badestube. Zum anderen wurde die finnische Sauna ohne Unterbrechungen weiterentwickelt und ist untrennbar mit der Kultur des Landes verbunden. Doch Deutschland holt auf: Laut einer Umfrage des Deutschen Saunabundes gehen heute schon 30 Millionen Deutsche mehr oder weniger regelmäßig zum Schwitzen.

Was geschieht in der Sauna mit meinem Körper?

Es ist eigentlich erstaunlich, dass Saunen so beliebt ist, herrschen doch Temperaturen wie in einem Backofen – 60 bis 110 Grad. Während eines Saunagangs steigt die Temperatur in unserem Körperinnern um ein bis zwei Grad, die der Haut sogar um bis zu zehn Grad. Pro Minute verlieren wir 20 bis zu 30 Gramm Schweiß. Die Durchblutung der Haut steigt um 900 %. Die Herzfrequenz erhöht sich um 50 %. All dies geschieht, während wir schwitzen. Das ist doch der pure Stress für den Körper, werden Sie vielleicht sagen. Stimmt genau, aber ein super gesunder! Denn die Hitze und die nachfolgende Abkühlungsphase bringen das Zusammenspiel zwischen Sympathikus und Parasympathikus wieder ins Lot (s. S. 35). Die einzelnen Phasen sehen Sie in folgender Tabelle:

Wärmephase	
Parasympathikus	Schweißsekretion wird hochgefahren
	Muskeln entspannen sich
Sympathikus	Herzfrequenz erhöht sich deutlich
Abkühlphase	
Parasympathikus	Herzfrequenz wird heruntergefahren
Sympathikus	Durchblutung der Haut wird reduziert
	Ausschüttung von Adrenalin
Gesamtwirkung	– Nachschwanken des Parasympathikus, wodurch sich der Herzschlag beruhigt, die Muskeln entspannen und wir müde werden (ca. zwei bis drei Stunden nach dem letzten Saunagang) – Direkt nach dem Saunen fühlen wir uns erfrischt und erholt – Gute Nachtruhe – Stress- und Aggressionsabbau

Saunabaden wird von den meisten gut vertragen, Erwachsenen wie Kindern. Neben den bereits erwähnten Effekten auf das Nervensystem werden Herz und Kreislauf auf sanfte Weise trainiert, das Immunsystem stimuliert und die Durchblutung von Haut und Schleimhäuten verbessert. Darüber hinaus kann Saunen gerade Schmerzen des Muskel- und Gelenksystems lindern.

Achtung: Nicht in die Sauna dürfen Menschen kurz nach

einem Herzinfarkt, Personen mit einer instabilen Angina pectoris oder schweren Verengung der großen Körperschlagader (Aorta).

Natürlich ist es mit der Sauna wie mit allem anderen auch: Erst die Regelmäßigkeit bringt den Erfolg. Sie sollten sich deshalb diesen gesunden Genuss am besten einmal pro Woche gönnen. Allerdings nicht mal schnell in der Mittagspause oder zwischen zwei wichtige Termine gequetscht. Halten Sie sich an die Grundregeln für richtiges Saunen (die Sie überall, auch in jeder Sauna, nachlesen können). Wer sie nicht beherzigt, tut sich nicht nur nichts Gutes, er schadet sich möglicherweise sogar.

Die Basis von allem: eine gesunde Ernährung

Klar, dass wir uns nicht immer gesund ernähren können. Und manchmal hat man auch einfach Lust auf Currywurst und Pommes. Doch was sagen die Fakten? Laut einer Studie der Techniker Krankenkasse aus dem Jahre 2013 gilt für 45 % der Deutschen die Devise »Hauptsache, lecker«. Erst danach kommen jene 35 %, für die »Hauptsache, gesund« im Vordergrund steht. Dann sind da noch 9 %, die es vor allem kalorienarm wollen, 6 % Eilige, für die es schnell gehen muss, und 5 % mit dem Hauptaugenmerk auf dem Preis.

Es liegt nahe, dass das nicht immer zu einer ausgewogenen Ernährung führt. Wir wissen alle, dass wir täglich möglichst viel frisches Obst und Gemüse zu uns nehmen sollten. Laut einer Umfrage des Bundesministeriums für Ernährung und Landwirtschaft tut dies jedoch nur ein Drittel der Befragten (35 %), mehrmals in der Woche immerhin 82 % (darin sind die eben genannten 35 % enthalten), wohingegen etwa jeder Zehnte (13 %) lediglich etwa einmal pro Woche Obst und Gemüse isst.

Die vom Max-Rubner-Institut (Bundesforschungsinstitut für Ernährung und Lebensmittel) herausgegebene Nationale Verzehrsstudie II untersuchte die Versorgung der Bevölkerung mit Mikronährstoffen wie Vitaminen und Mineralstoffen. Dabei kam unter anderem heraus, dass insgesamt 82 % der Männer und 91 % der Frauen die empfohlene tägliche Zufuhr von Vitamin D nicht erreichen und etwa jede zweite Frau und jeder zweite Mann nicht ausreichend Vitamin E zu sich nimmt. Bei Vitamin B1 sind es zwei von zehn Männern und drei von zehn Frauen, die nicht ausreichend versorgt sind, ebenso bei Vitamin B2, in Bezug auf Vitamin B6 sind es etwa jede zehnte Frau und jeder zehnte Mann, bei Folsäure sind es sogar acht von zehn Männern und fast neun von zehn Frauen.

Was die Aufnahme von Mineralstoffen und Spurenelementen angeht, übertreffen Männer – im Gegensatz zu Frauen – bei Natrium die empfohlene Menge um das 1,2- bis 1,4fache. Wäre das bei anderen Mikronährstoffen in Ordnung, so bringt das Natrium nur Probleme mit sich, da es in Form von Kochsalz aufgenommen wird, was im Übermaß zu Bluthochdruck führt. Bei Kalium erreichen nur 4 % der Männer bzw. 8 % der Frauen die Empfehlungen nicht. Kalzium bekommt etwa jeder Zweite zu wenig (Frauen 55 %, Männer 46 %). Mit Magnesium ist über die Ernährung jeder dritte Mann und jede dritte Frau nicht ausreichend versorgt, mit Eisen 14 % der Männer und ganze 58 % der Frauen, mit Zink etwa ein Drittel (32 %) der Männer und ein Fünftel (21 %) der Frauen.

Insgesamt rächt sich hier der zu geringe Konsum von Obst, Gemüse und Fisch sowie der zu hohe Anteil von Fleisch- und vor allem Wurstwaren. Nicht zu vergessen auch der viel zu hohe Konsum von Zucker in Süßwaren und Softdrinks, der nicht nur zu einem guten Teil für das grassierende Übergewicht verantwortlich ist, sondern ebenso zu einer Unterversorgung mit Vitalstoffen führt. Denn fast alle Süßwaren enthalten lediglich »leere Kalorien«, also viel Energie, aber wenig bis gar keine Vitamine und Mineralstoffe.

Was passiert bei einem Mangel?

Vitamine und Spurenelemente haben in unserem Körper sehr unterschiedliche, aber ausnahmslos wichtige Funktionen. Vitamin E (Tocopherol) zum Beispiel schützt unter anderem die Zellmembranen vor den Angriffen freier Sauerstoffradikalen, Vitamin C (Ascorbinsäure) hat maßgeblichen Einfluss bei der Entgiftung von z. B. Medikamenten in der Leber, Zink ist wichtig für die Knochenbildung, Alkoholentgiftung und den Kohlenhydratstoffwechsel, Selen stimuliert die Immunabwehr und schützt vor zu viel Sonnenstrahlung. Zudem spielen Mikronährstoffe eine zentrale Rolle bei der Reparatur von Fehlern im Erbgut. Bei jeder Zellteilung können sich Fehler einschleichen, die uns schneller altern lassen und im schlimmsten Fall zu Krebs führen. Wenn diese Reparaturmechanismen nicht funktionieren, ist das so, als würde Ihre Werkstatt vergessen, die Radmuttern am Auto festzuziehen.

Zu diesen Reparateuren zählen die sekundären Pflanzenstoffe, wie z.B. das Betacarotin, das Möhren und roter Paprika ihre Farbe gibt, das aber in unserem Körper auch zu Vitamin A umgebaut wird und damit unter anderem für die Augen gut ist (Sie wissen schon, die Sache mit den Hasen und der Brille). Neben Betacarotin produzieren Pflanzen viele weitere verschiedene Substanzen, als Abwehrstoffe gegen Schädlinge und Krankheiten, als Farbstoffe und Wachstumsregulatoren. All diese Substanzen wirken – so ähnlich wie Vitamin C und E – auch gegen freie Sauerstoffradikale, die vermehrt entstehen, wenn wir Giften (Umweltgifte, Nikotin, Alkohol) ausgesetzt sind, aber auch, wenn wir viel Stress haben. Das Dumme ist nur, dass Menschen unter Stress entweder gern viel und vor allem Ungesundes oder weniger bis gar nichts essen und dass in beiden Fällen weder ausreichend Mikronährstoffe noch sekundäre Pflanzenstoffe aufgenommen werden, weil der ohnehin kaum ausreichende Obst- und Gemüsekonsum in Stressphasen noch geringer ausfällt.

Mit anderen Worten: Wir müssen ganz bewusst gegensteuern. Ich empfehle Ihnen daher meine Top 12, mit denen Sie stets auf der sicheren Seite sind (wählen Sie natürlich nach Möglichkeit Bio-Qualität):

Kurkumin ist ein wichtiger Inhaltsstoff einer Ingwerart, die wir als Kurkuma, Safranwurzel oder auch Gelbwurzel kennen und die als Gewürz Verwendung findet. Das Besondere an Kurkumin: Die Substanz hemmt das Wachstum vieler verschiedener Tumorzellen, wirkt blutverdünnend und macht das Herz-Kreislauf-System fit. Wie groß die Bedeutung von Kurkumin ist, belegt allein schon die Zahl an Fachartikeln in der größten wissenschaftlichen Datenbank Pubmed: Derzeit sind 8861 Artikel unter dem Stichwort gelistet.

Brokkoli ist besonders reich an Mineralstoffen wie Kalium, Kalzium, Phosphor, Eisen, Zink und Natrium sowie Vitaminen wie B1, B2, B6, E und enthält außerordentlich viel Vitamin C und Betacarotin. Zudem stecken in Brokkoli zahlreiche sekundäre Pflanzenstoffe (Flavonoide, Glucosinolate und andere).

Knoblauch enthält einen hohen Anteil des Spurenelements Selen, wirkt entzündungshemmend und vorbeugend gegen Darmkrebs sowie in hohem Maße antibiotisch.

Sellerie enthält eine ganze Reihe von Inhaltsstoffen, die erhöhten Blutdruck senken, gegen Entzündungen wirken, das Verklumpen von Blutplättchen hemmen und sogar einen Schutzeffekt vor Alzheimer besitzen; außerdem wirkt er besonders stark entsäuernd.

Mandeln sind außerordentlich reich an essentiellen Aminosäuren wie Leucin, Spurenelementen wie Zink und Vitaminen, vor allem den B-Vitaminen.

Sauerkraut ist sehr bekömmlich und kalorienarm, aber reich

an Vitaminen (A, C). Es ist das einzige Gemüse, das Vitamin B12 enthält. Zudem enthält es viele Mineralstoffe, gesunde Bakterien (z. B. Lactobacillus) sowie sekundäre Pflanzenstoffe. Aufgrund des hohen Milchsäureanteils zählt Sauerkraut zu den probiotischen Lebensmitteln, die das Milieu der Darmbakterien normalisieren und so unter anderem das Immunsystem stärken.

Avocados enthalten gesunde Fette (z. B. Linolsäure) sowie eine ganze Reihe von sekundären Pflanzenstoffen. Avocado-Extrakt hat sich im Tierversuch als wirksam erwiesen gegen Speiseröhren- und Darmkrebs, als entzündungshemmend und antidiabetisch.

Mungobohnen-Sprossen sind reich an Eiweiß, kalorienarm und enthalten viele Ballaststoffe, Vitamine (A, B1, B2, Folsäure, Niacin, C, E) sowie viele wichtige Mineralien (Kalium, Phosphor, Kalzium, Eisen, Magnesium).

Leinöl (z. B. im Salat oder zu Pellkartoffeln) enthält besonders viel (56 bis 71 %) Omega-3-Fettsäuren, die dem Körper helfen, Entzündungen zu bekämpfen.

Rote-Bete-Saft schmeckt zugegebenermaßen etwas gewöhnungsbedürftig, ist aber super gesund. Er stimuliert Leber und Gallenblase, schützt Herz und Blutgefäße, reguliert den Blutdruck und enthält eine Substanz (Betain, auch als Trimethylglycin bekannt), die den Spiegel des Glückshormons Serotonin erhöhen kann. Zudem hat sich Rote-Bete-Saft in einer Studie mit hochtrainierten Ruderern als deutlich leistungssteigernd erwiesen.

Ingwer wird in China bereits seit Jahrtausenden angebaut

und medizinisch genutzt. Die Ingwerwurzel wirkt unter anderem wohltuend auf den Magen-Darm-Trakt und schützt die Leber. Darüberhinaus hat sie schmerzlindernde Eigenschaften.

Zitrusfrüchte enthalten nicht nur viel Vitamin C, sondern beugen allergischem Heuschnupfen vor.

Ein weiterer wichtiger Begriff in diesem Zusammenhang ist der der freien Radikale. Das sind aggressive Sauerstoffverbindungen, die ständig in unserem Körper entstehen – besonders viele in Stresssituation oder beim Rauchen – und die gefährlich sind für unsere Zellen, uns schneller altern lassen und Krankheiten auslösen können. Wir haben zwar eine ganze Reihe von Schutzsystemen im Körper, die als Antioxidantien den freien Radikalen Paroli bieten, doch gerade in Stressphasen kann es nicht schaden, den körpereigenen Verteidigungslinien etwas unter die Arme zu greifen. Hier deshalb noch meine Top 6 der Antioxidantien, die Sie als Nahrungsergänzungsmittel in Apotheken oder Drogeriemärkten bekommen:

1. Glutathion
2. Alpha-Liponsäure
3. Astaxanthin
4. Coenzym Q10
5. Vitamin C (Ascorbinsäure)
6. Selen

Nach Ansicht vieler Experten führt unsere moderne Ernährungsweise mit vielen tierischen Eiweißen und wenig Mineralien wie Kalium, Kalzium und Magnesium zu einer Übersäuerung des Körpers, was auf Dauer viele chronische Krankheiten nach sich ziehen kann, Bluthochdruck etwa, Muskelabbau und Osteoporose. Das ist eigentlich nicht sehr verwunderlich, wenn man bedenkt, dass ein korrekter pH-Wert im Blut (7,35–7,45) und im Gewebe (7,0–7,3) von zentraler Bedeutung für viele Stoffwechselprozesse ist. Für unser Thema von besonderer Bedeutung: Studien haben gezeigt, dass übersäuertes Körpergewebe Schmerzen deutlich verschlimmern kann.

Gerade wenn wir im Stress sind, vielleicht öfter mal eine Mahlzeit ausfallen lassen und/oder uns abends als Einschlafhilfe das eine oder andere Glas Wein oder Bier genehmigen, stehen die Chancen gut, dass wir unseren Körper übersäuern. Wenn Sie denken, das könnte bei Ihnen auch so sein, hilft am besten ein sechswöchiger Verzicht auf Kaffee, Weißmehlprodukte, Kristallzucker, Fleisch und Alkohol. In dieser Zeit sollten Sie gleichzeitig vermehrt Lebensmittel mit viel Kalium (z.B. Mandeln, Avocado, Hülsenfrüchte, Spinat), Magnesium (z.B. Reis, Hirse, Vollkornnudeln, Kohlrabi) und Kalzium (z.B. Emmentaler, Edamer, Sardinen, Eier) zu sich nehmen. Ich bin sicher, Sie werden den Unterschied spüren, denn nach den sechs Wochen werden Sie einfach mehr Energie haben.

Ein Wort zum Abschluss

Sie werden nach der Lektüre dieses Buches jetzt gewiss verstehen, warum dieser neue Blickwinkel auf die Faszien für einen wissenschaftlich arbeitenden Therapeuten wie mich so spannend ist. Und vielleicht habe ich Sie ja auch ein wenig anstecken können mit meiner Begeisterung.

So gern ich ergründen möchte, warum welche Maßnahmen funktionieren oder auch nicht, und so gern ich mich stets bemühe, theoretische Erkenntnisse in noch bessere Therapiemethoden umzusetzen: Das Wichtigste ist und bleibt, dass sie wirken, dass sich damit Schmerzen vermeiden oder lindern lassen.

An diesem Punkt aber sind Sie gefordert, liebe Leserin, lieber Leser. Ohne Sie, ohne Ihren eigenen Einsatz, sind die Ziele – Triggerpunkte beseitigen, Körperspannung korrigieren, Flüssigkeitsaustausch in der Matrix verbessern – kaum zu erreichen. Neben der regelmäßigen Selbsttherapie mit der Blackroll® Mini, dem Blackroll® DuoBall, dem Nadelroller und dem Fascia-ReleaZer® ist es deshalb wichtig, dass Sie vor allem drei Dinge umsetzen: ausreichend Schlaf, viel Bewegung sowie eine gesunde Ernährung.

Ich hoffe sehr, dass Sie die Energie aufbringen und anfangen. Denn wenn Sie es tun, werden Sie mit ziemlicher Sicherheit schon bald erste Erfolge verspüren. Diese werden es sein, die Sie weitermachen lassen, nicht meine Worte. Sollten Sie über dieses Buch hinaus Anleitungen benötigen, schauen Sie doch einmal auf unserer Homepage vorbei (www.center-gordon.de), wo wir verschiedene Kurse zur Selbsthilfe und eine App für Smartphones anbieten, die das HRV-Training vereinfacht.

In diesem Sinne: Packen Sie's an!
Ihr Christopher-Marc Gordon

Danksagung

Ich möchte mich bei all meinen Patienten für ihr Vertrauen bedanken, bei meiner phantastischen Familie für ihre Liebe und Zuwendung, bei all meinen Kollegen, die auf unserer gemeinsamen Reise auch die Arbeit im Center für Integrative Therapie in Stuttgart beeinflusst haben.

Großer Dank all jenen, die in diesem Buch unerwähnt bleiben, die gleichwohl bei der Realisation vieler Projekte geholfen und damit diese Forschungsergebnisse erst ermöglicht haben.

Dieses Buch ist ein Bekenntnis zu dem Weg, auf dem ich mich als Therapeut, Lehrer und Wissenschaftler befinde und an dem viele bewusst oder unwissentlich ihren Anteil hatten. Ein Gutteil meines Wissens und meiner Fertigkeiten, die ich über die Jahre erworben habe, verdanke ich den Menschen, die mich als »Student der Naturgesetze und Phänomene des Menschen« begleitet haben.

Um nur einige zu nennen:

- Mein Studium in puncto Körper und Bewegung wurde direkt oder indirekt inspiriert von Janet Travell und David Simons, Ida Rolf, Robert Schleip, Leon Chaitow, Dieter Haaf und Hanne Marquardt.
- Meine Ausbildung und Begeisterung für Psychologie und Kommunikation wurde geweckt und geprägt

durch C.G. Jung, Erich Fromm, Milton Erikson, Arnold Mindell, Sebastian Elsässer und die Quint-Sense-Methode.

- Dank auch an alle, die mich wissenschaftlich inspiriert haben: Niels Birbaumer, Frank Andrasik, Richard Gevirtz, John Gruzelier, Robert Schleip, Jan Vagedes, Tom Findley, Pedro Montoya und das wissenschaftliche Team am Center für Integrative Therapie.

Glossar

Acetylcholin Einer der wichtigsten Nervenbotenstoffe (Neurotransmitter) des Organismus. Überträgt beispielsweise Impulse zwischen Nerv und Muskel.

Adaptation Anpassungsreaktion des Körpers auf Reize. Ist unter anderem für das Muskelwachstum durch Training verantwortlich.

Adrenalin Ein im Nebennierenmark gebildetes und ins Blut ausgeschüttetes Stresshormon. Zuständig beispielsweise für Herzfrequenzsteigerung und Blutdruckanstieg.

Affektive Schmerzkomponente Emotionale Reaktion auf Schmerzreize.

Angina pectoris Zu deutsch »Brustenge«. Anfallartiger Herzschmerz, der auf eine vorübergehende Durchblutungsstörung des Herzmuskels zurückgeht.

Autonomes Nervensystem Anderer Ausdruck für das vegetative Nervensystem, das aus dem sympathischen, dem parasympathischen und enterischen oder Darmnervensystem besteht.

Bioimpedanz Elektrischer Widerstand in einem biologischen System. Gibt unter anderem darüber Aufschluss, wie viel Wasser sich im Körper befindet.

Burn-out-Syndrom Zustand des Ausgebranntseins mit emotionaler Erschöpfung und verminderter Leistungsfähigkeit.

Cluster-Kopfschmerz Einseitige, extrem schmerzhafter Kopfschmerz, der sich im Bereich von Schläfe und Augen zeigt.

Tritt periodisch gehäuft mit längeren anfallsfreien Phasen auf.

Cross-Link Verklebungen zwischen Faszien.

Dehydroepiandrosteron (DHEA) Die Vorstufe für alle männlichen und weiblichen Geschlechtshormone und Gegenspieler des Stresshormons Kortisol.

Distress Als negativ empfundene Stressoren, die negative körperliche und psychische Folgen haben können (Gegensatz: Eustress).

Eingeweideschmerz Schmerzreize aus dem Magen-Darm-Trakt, in Abgrenzung zu Oberflächenschmerz und Tiefenschmerz.

Ektoderm Oberstes und erstes Keimblatt bei der Entwicklung des Embryos aus dem Griechischen »ektos« = außen und »derma« = Haut).

Elastin Faseriger Eiweißstoff. Wichtiger Bestandteil der Faszien.

Endolymphe Flüssigkeit, die sich in den Hör- und Gleichgewichtsorganen befindet.

Endorphine Morphiumähnliche Eiweißstoffe (Opioidpeptide), die in der Hirnanhangsdrüse (Hypophyse) und einem Teil des Zwischenhirns (Hypothalamus) gebildet werden. Werden für das »Runners High« verantwortlich gemacht und stehen in Zusammenhang mit Schmerz und Hunger.

Enkephaline Ebenfalls morphiumähnliche Eiweißstoffe (Opioidpeptide), die ebenfalls in Verbindung zum Schmerzempfinden stehen.

Entoderm Inneres Keimblatt bei der Entstehung des Embryos.

Epiphyse Deutsch »Zirbeldrüse«. Hier wird das Schlafhormon Melatonin gebildet.

Eustress Stressreize, die vom Organismus als positiv empfunden werden (Gegensatz: Distress).

Extrazelluläre Matrix Von Faszienfasern begrenzter Raum im Körper, in dem sich überwiegend Wasser und Zellen befinden.

Fahrtspiel (Fartlek) Form des Intervalltrainings beim Laufen.

Freie Nervenendigungen Fast überall im Körper anzutreffende Sinneszellen, die vor allem für die Wahrnehmung von Schmerzreizen zuständig sind.

Fußreflexzonen Bestimmte Zonen am Fuß, die mit bestimmten Organen oder Organsystemen in Korrespondenz stehen.

Gelotologie Lachforschung (aus dem Griechischen »gélōs« = Lachen).

Glukose Umgangssprachlich »Traubenzucker«. Einfachzucker, der für die Energieversorgung des Gehirns unverzichtbar ist. Kann aus Kohlenhydraten und Fetten vom Körper hergestellt werden.

Glykosaminoglykane Zuckerstoffe, die in der Extrazellulärmatrix als Kleber fungieren.

Golgi-Sehnenorgan Sinnesorgan der Tiefensensibilität, das der Messung und Regelung der Muskelspannung dient.

Heparin Körpereigener Vielfachzucker, der die Blutgerinnung hemmt.

Hepatitis C Durch das Hepatitis-C-Virus verursachte Infektionskrankheit beim Menschen, die zu schweren Leberschädigungen wie Leberzirrhose und Leberkrebs führen kann.

Herzratenvariabilität (HRV) Fähigkeit des Herzens, seine Schlagzahl an unterschiedliche Erfordernisse anzupassen.

Histamin Gewebshormon und Nervenbotenstoff, der eine wichtige Rolle bei Entzündungsreaktionen spielt.

Hyaluronsäure Wichtiges Glykosaminoglykan (siehe dort), das einen wichtigen Bestandteil des Bindegewebes darstellt.

Iliosakralgelenk Verbindungsgelenk zwischen Kreuzbein (Wirbelsäule) und Darmbein (Becken).

Interozeption Wahrnehmungen aus dem Körperinneren, die zu einem Zustandsbild verarbeitet werden, also wie wir uns fühlen (von lateinisch »inter« = inmitten von und »recipere« = aufnehmen).

Kognitive Schmerzkomponente Schmerzkomponente, die das bewusste Erinnern an ein Schmerzereignis beinhaltet.

Kollagen Stabiles Fasereiweiß des Bindegewebes.

Kortisol Stresshormon des Körpers, das von der Nebennierenrinde hergestellt wird.

Limbisches System Verschiedene Teile des Gehirns, die als Funktionseinheit der Verarbeitung von Gefühlen sowie dem Triebverhalten dienen.

Lyme-Borreliose Eine Krankheit mit Wirkungen auf Haut, Nervensystem und Gelenke, die von Bakterien ausgelöst und von Zecken übertragen wird.

Makulaorgane Sinnesorgane im Innenohr, die für das Messen von Beschleunigungen zuständig sind.

Masseter-Muskel Einer von vier Kaumuskeln, der am Jochbein und am Unterkiefer ansetzt.

Mechanorezeptor Sinneszelle, die mechanische Kräfte in Nervenimpulse umsetzt. Dazu zählen u.a. die Haarzellen im Innenohr, die Hautsinneszellen und Muskelspindeln, die den Dehnungszustand der Muskeln melden.

Meissner-Tastkörperchen Sinneszellen in der Leistenhaut, die auf Druck reagieren. Besonders viele sitzen in den Fingerbeeren.

Melatonin Hormon, das bei Dunkelheit von der Zirbeldrüse (Epiphyse) produziert wird und den Körper schlafbereit macht.

Merkel-Körperchen Drucksinneszellen in der tieferen Epidermis (Basalzellschicht).

Mesenchym Embryonales Bindegewebe, das etwa ab der dritten Entwicklungswoche vor allem aus den Keimblättern entsteht.

Mesoderm Das mittlere Keimblatt bei der Entwicklung des Embryos.

Motorische Schmerzkomponente Reflexhafte Muskelreaktion auf Schmerzreize (»Wegzucken«).

Muskelspindel Sinnesorgan, das den Dehnungszustand der Muskeln meldet.

Muskuläre Dysbalance Muskelverkürzungen, -Dehnungen bzw. -Abschwächungen, die zu unphysiologischen Verhältnissen zwischen Gegenspielermuskeln (Agonist/Antagonist) führen und oft auf Fehlhaltungen zurückzuführen sind.

Myofaszialer Triggerpunkt Schmerzempfindliche Punkte im Muskel-Bindegewebs-Komplex, die oft in andere Körperregionen ausstrahlen.

Nebennierenmark Die hormonproduzierenden Nebennieren sitzen auf den Nieren auf und sind unterteilt in Nebennierenmark im Inneren und die äußere Nebennierenrinde. Die Nebennierenrinde stellt Kortisol her, das Nebennierenmark Adrenalin und Noradrenalin.

Nebennierenrinde (siehe Nebennierenmark).

Nichtsteroidale Entzündungshemmer (NSAR) Schmerzmittel, die wegen ihrer entzündungshemmenden Wirkung auch zur Rheumatherapie eingesetzt werden.

Noradrenalin Wichtiger Neurotransmitter des Sympathikus. Als Hormon auch zuständig für die Engstellung der Blutgefäße und in der Folge einer Steigerung des Blutdrucks.

Nozizeptor Schmerzrezeptor (von lateinisch »nocere« = schaden).

Oberflächenschmerz In Abgrenzung vom Eingeweide- und Tiefenschmerz Schmerzempfindungen, die in der Haut ihren Ursprung haben.

Östrogen Wichtigstes weibliches Geschlechtshormon.

Oxytocin Hormon, das u. a. die Wehen einleitet, aber auch als »Kuschel-Hormon« beim Austausch von Zärtlichkeiten ausgeschüttet wird und einen wichtigen Beitrag in Beziehungen spielt.

Palmieren Abdecken der Augen mit den Handinnenflächen (englisch »palm« = Handfläche).

Parasympathikus Teil des vegetativen (autonomen) Nervensystems. Gegenspieler des Sympathikus.

pH-Wert Maß für den sauren oder basischen (alkalischen) Charakter einer wässrigen Lösung.

Posturale Muskeln Überwiegend an der Haltearbeit beteiligte Muskeln wie Ober- und Unterschenkelmuskulatur. Anderer Name für tonische Muskeln.

Progressive Muskelrelaxation (PMR) Sehr einfach zu erlernendes Entspannungsverfahren.

Propriozeption Wahrnehmung von Körperbewegungen und Lage des Körpers im Raum.

Proteoglykane Moleküle, bestehend aus Eiweiß und Kohlenhydraten, die eine wichtige Rolle in der extrazellulären Matrix spielen.

Ruffini-Körperchen Langsam reagierende Dehnungsrezeptoren, die u.a. in Haut und Gelenken zu finden sind.

Sekundäre Pflanzenstoffe Von Pflanzen produzierte Substanzen, die nicht am primären Stoffwechsel beteiligt sind, sondern z.B. als Farbstoffe oder zur Schädlingsabwehr gebildet werden.

Sensorische Schmerzkomponente Das Wahrnehmen von Schmerz an sich.

Serotonin Gewebehormon und Nervenbotenstoff mit Wirkungen u.a. auf die Stimmung (»Glücks-Hormon«).

Steroidhormon Aus Cholesterin gebildete Hormone, die u.a. Stresshormone, Geschlechtshormone und Vitamin D (Calciferol) umfassen.

Superkompensation Überschießende Anpassungsreaktion des Körpers auf Trainingsreize.

Sympathikus Teil des vegetativen (autonomen) Nervensystems. Gegenspieler des Parasympathikus.

Tachykardie Beschleunigung der Herzfrequenz auf über 100 Schläge pro Minute.

Temporalis-Muskel Schläfenmuskel, der zu den Kaumuskeln gehört und den Unterkiefer anhebt.

Testosteron Wichtigstes männliches Geschlechtshormon.

Tiefenschmerz Schmerz, der von den Muskeln, Knochen, Gelenken und Faszien ausgeht. In Abgrenzung zum Eingeweide- und Oberflächenschmerz.

Tonische Muskeln (siehe »Posturale Muskeln«).

Valsalva-Methode Diagnose-Methode aus der HNO-Heilkunde; auch als Methode gegen Herzrasen und gegen Stress einsetzbar.

Vater-Pacini-Körperchen Schnelle Mechanorezeptoren der Haut, die auch schnelle Vibrationen erfassen.

Vegetative Schmerzkomponente Reaktionen des vegetativen (autonomen) Nervensystems auf Schmerz (z. B. Anstieg/Abfall des Blutdrucks).

Vegetatives Nervensystem (siehe »Autonomes Nervensystem).

Zentralnervensystem (ZNS) In Abgrenzung zum peripheren Nervensystem, dessen Teile außerhalb des Gehirns und Rückenmarks liegen, integriert das ZNS alle sensiblen Reize, koordiniert die motorischen Leistungen und reguliert die Prozesse zwischen Organen und Organsystemen.

Zirbeldrüse (siehe »Epiphyse«).

Wichtige Internetadressen

Center für Integrative Therapie (für weitere Informationen und Fortbildungen zur Selbsthilfe)
www.center-gordon.de

Fascia Research Group – Ulm University (englisch)
www.fasciaresearch.de

Bestellung von Blackroll®Mini und DuoBall
www.blackroll.de

Herzratenvariabilität
www.hrv24.de/index.htm

Produzent des Fascia ReleaZers®
www.beurer.de

Vertrieb des Fascia ReleaZers®
www.dm.de

Center on Salutogenesis (englisch)
www.salutogenesis.hv.se/eng/English.2.html

Dachverband Salutogenese
www.salutogenese-dachverband.de

Deutsche Akademie für Gesundheit und Schlaf (DAGS)
www.dags.de

Deutsche Gesellschaft für Chirotherapie und Osteopathie e. V. (DGCO)
www.dgco.de

Deutsche Gesellschaft für Ernährung e. V.
www.dge.de

Deutsche Gesellschaft für Manuelle Medizin e. V.
www.dgmm.de

Deutsche Gesellschaft für Myofascial Release e. V.
www.myofascial.de

Deutsche Gesellschaft für Schlafforschung und Schlafmedizin (DGSM)
www.dgsm.de

Deutsche Gesellschaft für Sportmedizin und Prävention – Deutscher Sportärztebund (DGSP)
www.dgsp.de/sportaerztliche-untersuchung.php

Deutsche Schmerzgesellschaft e. V.
www.dgss.org

Deutsche Schmerzliga e. V.
www.schmerzliga.de

Deutscher Saunabund
www.saunabund-ev.de

Europäischer Berufsverband für Lachyoga und Humortraining e. V.
www.lachverband.org

Medical Park
www.medicalpark.de

Filderklinik
www.filderklinik.de

Reflexology Association of America (englisch)
www.reflexology-usa.org/reflexology-research

Schmerzklinik Kiel
www.schmerzklinik.de

Stress Management Society (englisch)
www.stress.org.uk

The American Institute of Stress (englisch)
www.stress.org

VOD e. V. – Bundesvertretung der Osteopathen in Deutschland
www.osteopathie.de

Empfehlenswerte Bücher

Butler, David, und Lorimer G. Moseley: Schmerzen verstehen, Heidelberg: Springer 2009.

Clark, Joshua, und Mark Lauren: Fit ohne Geräte für Frauen: Trainieren mit dem eigenen Körpergewicht, München: Riva 2012.

Hüther, Gerald: Biologie der Angst. Wie aus Stress Gefühle werden, Göttingen: Vandenhoeck & Ruprecht 2012.

Koerber, Karl von, und Claus Leitzmann: Vollwert-Ernährung: Konzeption einer zeitgemäßen und nachhaltigen Ernährung, Stuttgart: Karl F. Haug 2012.

Konopka, Peter: Sporternährung: Grundlagen | Ernährungsstrategien | Leistungsförderung, München: BLV 2014.

Lauren, Mark, und Joshua Clark: Fit ohne Geräte: trainieren mit dem eigenen Körpergewicht, München: Riva 2013.

Marianowicz, Martin: Aufs Kreuz gelegt. Warum 80 % der Rückenoperationen überflüssig sind, München: Random House 2010.

Ott, Ulrich: Meditation für Skeptiker: Ein Neurowissenschaftler erklärt den Weg zum Selbst, München: O. W. Barth 2010.

Pieper, Rolf-Andreas: Sauna – Entspannung und Gesundheit: Wie es geht – Warum es hilft, München: Goldmann 2006.

Raschka, Christoph und Stephanie Ruf: Sport und Ernährung: Wissenschaftlich basierte Empfehlungen, Tipps und Ernährungspläne für die Praxis, Stuttgart: Thieme 2015.

Rief, Winfried, und Peter Bernius: Biofeedback, Stuttgart: Schattauer 2011.

Römmler, Alexander (Hrsg.): Hormone – Leitfaden für die Anti-Aging-Sprechstunde, Stuttgart: Thieme 2014.

Scheele, Michael, und Hans-Wilhelm Müller-Wohlfahrt: Mensch, beweg dich!: So stärken Sie Ihr Bindegewebe, München: Deutscher Taschenbuch Verlag 2004.

Schleip, Robert, und Johanna Bayer: Faszien-Fitness: Vital, elastisch, dynamisch in Alltag und Sport, München: Riva 2014.

Seiwert, Lothar: 30 Minuten Zeitmanagement, Offenbach: Gabal 2012.

Wessinghage, Thomas: Laufen: Alles über Ausrüstung, Technik, Training, Ernährung und Laufmedizin, München: BLV 2004.

Benutzte Literatur

ABBRUZZESE, Dr phil. Elvira: »Chronobiologie des Hormon- und des Immunsystems«, in: EHLERT, Prof Dr rer nat Ulrike und Prof Dr med Roland von KÄNEL (Hrsg.): Psychoendokrinologie Psychoimmunologie, Berlin, Heidelberg: Springer 2011, S. 129–149.

ARREOLA, Rodrigo, u. a.: »Immunomodulation and Anti-Inflammatory Effects of Garlic Compounds«, in: J. Immunol. Res. 2015 (2015), Article ID 401 630.

BAUM, Matthias, und Heinz LIESEN: »Sport und Immunsystem«, in: Dtsch. Ärztebl. 95/10 (1998), S. 538–541.

BÄUMLER, Siegfried, u. a.: Arzneipflanzenporträts, 2. Aufl., München: Urban & Fischer 2012 (Heilpflanzen Praxis heute, Siegfried Bäumler; Bd. 1).

BANDYOPADHYAY, Debasish: »Farmer to pharmacist: curcumin as an anti-invasive and antimetastatic agent for the treatment of cancer«, in: Front. Chem. 2 (2014), S. 113.

BENGEL, Jürgen, Regine STRITTMATTER und Hildegard WILLMANN: Was erhält Menschen gesund? Antonovskys Modell der Salutogenese – Diskussionsstand und Stellenwert? Eine Expertise, 9. Aufl., Köln: BZgA 2006 (Forschung und Praxis der Gesundheitsförderung 6).

BERG, Frans van den, Jan CABRI und Frans BERG: Das Bindegewebe des Bewegungsapparates verstehen und beeinflussen, 3., überarb. Aufl., Stuttgart: Thieme 2011 (Angewandte Physiologie 1).

BIESALSKI, Hans-Konrad, und Olaf ADAM (Hrsg.): Ernährungsmedizin, Stuttgart: Thieme 1995 (Forum Ernährungsmedizin).

BIRBAUMER, Niels, und Robert F. SCHMIDT: Biologische Psychologie, 7., überarbeitete und ergänzte Auflage Aufl., Berlin, Heidelberg: Springer 2010.

BLAIR, S. N., u. a.: »Changes in physical fitness and all-cause mortality. A prospective study of healthy and unhealthy men«, in: JAMA 273/14 (1995), S. 1093–1098.

BRAUN, Maximilian, u. a.: »Effectiveness of traditional Chinese ›gua sha‹ therapy in patients with chronic neck pain: a randomized controlled trial«, in: Pain Med 12/3 (2011), S. 362–369.

CARVAJAL-ZARRABAL, Octavio, u. a.: »Avocado oil supplementation modifies cardiovascular risk profile markers in a rat model of sucrose-induced metabolic changes«, in: Dis. Markers 2014 (2014), S. 386 425.

COLLINS, Andrew R., Amaya AZQUETA und Sabine A. S. LANGIE: »Effects of micronutrients on DNA repair«, in: Eur. J. Nutr. 51/3 (2012), S. 261–279 (abgerufen am 13. 05. 2015).

CROSS, Lilo: Soforthilfe bei Rückenschmerzen: Die Cross-Methode, Überarbeitete Neuausgabe der 1. Aufl., München: Zabert Sandmann 2007.

DETILLION, Courtney E., u. a.: »Social facilitation of wound healing«, in: Psychoneuroendocrinology 29/8 (2004), S. 1004–1011.

DIETL, M., und D. KORCZAK: »Spezialisierte Schmerzversorgung in Deutschland«, in: Schmerz Berl. Ger. 27/2 (2013), S. 123–128.

DREWING, Knut: »Hautsinne (2012)«, http://www.allpsych.uni-giessen.de/karl/teach/Wahrnehmung/Wahr-12-haut.pdf.

DUNCAN, Ruth A.: Myofascial release, Champaign, IL: Human Kinetics 2014 (Hands-on guides for therapists).

EBERMANN, Robert, und Ibrahim ELMADFA: Lehrbuch Lebensmittelchemie und Ernährung, 2., korrigierte und erw. Aufl., Wien: Springer 2011.

EDWARDS, Janet: »The importance of postural habits in perpetuating myofascial trigger point pain«, in: Acupunct. Med. J. Br. Med. Acupunct. Soc. 23/2 (2005), S. 77–82.

EKMEKCIOGLU, Cem: »Spurenelemente auf dem Weg ins 21. Jahrhundert«, in: Journal für Ernährungsmedizin 2/2 (2000), S. 18–23.

ERNST, Edzard: »Is reflexology an effective intervention? A systematic review of randomised controlled trials«, in: Med. J. Aust. 191/5 (2009), S. 263–266.

FIUZA-LUCES, Carmen, u. a.: »Exercise is the real polypill«, in: Physiol. Bethesda Md 28/5 (2013), S. 330–358.

FRATER, Harald: »Tiger oder Katze? Die Verwandtschaftsverhältnisse von Smilodon und Co.«, http://www.scinexx.de/dossier-detail-458-5.html.

FREY LAW, Laura A., u. a.: »Acidic Buffer Induced Muscle Pain Evokes Referred Pain and Mechanical Hyperalgesia in Humans«, in: Pain 140/2 (2008), S. 254–264 (abgerufen am 30.06.2015).

FROBÖSE, Ingo: Running & Health 2012.

GAUTSCHI, Roland U.: »Triggerpunkte als fasziale Störung«, in: ABU-HIJLEH, Marwan F. (Hrsg.): Lehrbuch Faszien Grundlagen Forschung Behandlung, 1. Aufl., München: Urban & Fischer 2014.

GORDON, Christopher-Marc, u. a.: »Does Myofascial Self-Help Manipulation influence Tissue Regeneration and Cellulite?«, Submission Fascia Congress Washington, D. C., 2015.

GORDON, Christopher-Marc, u. a.: »Myofascial Self-help Therapy with a Mini Foot Roller: A Plantar Fascia Study with a 4 Week Follow Up«, Fascia Congress Washington, D. C., 2015.

GORDON, Christopher-Marc, u. a.: »Correlation between Hydration and Fascia Stiffness during a Self-help Treatment with a Myofascial Manipulation Tool – A Bioimpedance Controlled, Clinical Trial«, Fascia Congress Washington, D. C., 2015.

GORDON, Christopher-Marc, u. a.: »Does Myofascial Pain Sensitization Correlate with Chronic Low Back Pain? A Standardised, Randomised, Controlled, Blinded, Myometer Study with 3 Month Follow Up«, Fascia Congress Washington D. C., 2015.

GORDON, Christopher-Marc, u. a.: »Interdisciplinary Fascia Therapy (IFT) in Chronic Low Back Pain. An Effectivity-Outcome Study with Outpatients«, Fascia Congress Washington D. C., 2015.

GORDON, Christopher-Marc, u. a.: »Self-help Treatment with a Myofascial Manipulation Tool. A Randomized, Double Controlled, Standardized, Clinical Study«, Fascia Congress Washington D. C., 2015.

GU, Fangyi, u. a.: »Total and cause-specific mortality of U.S. nurses working rotating night shifts«, in: Am. J. Prev. Med. 48/3 (2015), S. 241–252.

HANNUKSELA, M. L., und S. ELLAHHAM: »Benefits and risks of sauna bathing«, in: Am. J. Med. 110/2 (2001), S. 118–126.

HÄUSSLER, Bertram, Ariane HÖER und Elke HEMPEL: Arzneimittel-Atlas 2014, Dordrecht: Springer 2014.

HERZER, P., u. a.: »Lyme-Borreliose«, in: Internist 55/7 (2014), S. 789–804 (abgerufen am 16. 05. 2015).

HEYMANN, W., u. a.: »Neuroanatomie – Teil 1«, in: Man. Med. 49/6 (2011), S. 473–480.

HOON, Matthew W., u. a.: »The effect of variable doses of inorganic nitrate-rich beetroot juice on simulated 2,000-m rowing performance in trained athletes«, in: Int J Sports Physiol Perform 9/4 (2014), S. 615–620.

HU, Frank B., u. a.: »Adiposity as compared with physical activity in predicting mortality among women«, in: N. Engl. J. Med. 351/26 (2004), S. 2694–2703.

JASTROW, Holger: »Sensible Nervenendigungen«, http://www.uni-mainz.de/FB/Medizin/Anatomie/workshop/Vokabular/Nervenendigungen.htm (abgerufen am 14. 06. 2012).

JONES, Jenny, u. a.: »Is there a specific hemodynamic effect in reflexology? A systematic review of randomized controlled trials«, in: J. Altern. Complement. Med. N. Y. N 19/4 (2013), S. 319–328.

KLAUBER, Jürgen, Gerhard BRENNER und Boris AUGURZKY (Hrsg.): Mengendynamik: mehr Menge, mehr Nutzen?, Stuttgart: Schattauer 2013 (Krankenhaus-Report 2013).

KLINGLER, W., u. a.: »Clinical Relevance of Fascial Tissue and Dysfunctions«, in: Curr. Pain Headache Rep. 18/8 (2014), http://link.springer.com/10.1007/s11916-014-0439-y (abgerufen am 06. 05. 2015).

KOERNER, John D., Jordan GLASER und Kristen RADCLIFF: »Which Variables Are Associated With

Patient-reported Outcomes After Discectomy? Review of SPORT Disc Herniation Studies«, in: Clin. Orthop. Relat. Res. 473/6 (2015), S. 2000–2006 (abgerufen am 05.05.2015).

KÖNIG, Daniel und Aloys BERG: »Säure-Basen-Haushalt und Knochengesundheit«, in: Schweiz. Z. Für Ernährungsmedizin 2 (2011), S. 33–38.

KUJALA, U.M., u.a.: »Relationship of leisure-time physical activity and mortality: the Finnish twin cohort«, in: JAMA 279/6 (1998), S. 440–444.

KUKKONEN-HARJULA, Katriina und Kyllikki KAUPPINEN: »Health effects and risks of sauna bathing«, in: Int. J. Circumpolar Health 65/3 (2006), S. 195–205.

KUNSCH, Konrad und Steffen KUNSCH: Der Mensch in Zahlen, 3. Aufl. Aufl., Heidelberg, München: Spektrum Akademischer Verlag 2007.

KWONG, Kenneth K., u.a.: »Bioluminescence imaging of heme oxygenase-1 upregulation in the Gua Sha procedure«, in: J Vis Exp 30 (2009).

LABOGA, Inga, und TECHNIKER KRANKENKASSE: Iss was, Deutschland? TK-Studie zum Ernährungsverhalten in Deutschland, Hamburg: Techniker Krankenkasse, Hauptverwaltung 2013.

LABOGA, Inga: Beweg Dich, Deutschland!, Techniker Krankenkasse, Hamburg 2013.

LABOGA, Inga: Bleib locker, Deutschland! – TK-Studie zur Stresslage der Nation, Techniker Krankenkasse, Hamburg: Techniker Krankenkasse, Hauptverwaltung 2013.

LANGE, Cornelia (Hrsg.): Daten und Fakten: Ergebnisse der Studie »Gesundheit in Deutschland aktuell 2010«, Berlin:

Robert-Koch-Institut 2012 (Beiträge zur Gesundheitsberichterstattung des Bundes).

LEE, Jeongsoon, u. a.: »Effects of foot reflexology on fatigue, sleep and pain: a systematic review and meta-analysis«, in: J. Korean Acad. Nurs. 41/6 (2011), S. 821–833.

LOCHER, H.: »Von der Schmerzanalyse zur Diagnose bei Schmerzen am Bewegungsorgan«, in: Man. Med. 50/5 (2012), S. 409–422.

MALANGA, Gerard A., und Eduardo J. CRUZ COLON: »Myofascial low back pain: a review«, in: Phys. Med. Rehabil. Clin. N. Am. 21/4 (2010), S. 711–724.

MALOIY, G. M., u. a.: »Energetic cost of carrying loads: have African women discovered an economic way?«, in: Nature 319/6055 (1986), S. 668–669.

MARIANOWICZ, Martin: Aufs Kreuz gelegt. Warum 80 % der Rückenoperationen überflüssig sind, München: Random House 2010.

MENSE, Siegfried: »Muskelschmerz: Mechanismen und klinische Bedeutung«, in: Dtsch. Ärztebl. 105/12 (2008), S. 214–219.

MOON, Tae Chul, A. Dean BEFUS und Marianna KULKA: »Mast cell mediators: their differential release and the secretory pathways involved«, in: Front. Immunol. 5 (2014), S. 569.

MÜLLER, Werner A., und Monika HASSEL: Entwicklungsbiologie und Reproduktionsbiologie des Menschen und bedeutender Modellorganismen, 5. Aufl. 2012 Aufl., Berlin, Heidelberg: Springer 2012.

MUSTER, M., Rolf ZIELINSKI und Katharina MEYER: Bewegung und Gesundheit, Darmstadt: Steinkopff 2006.

NEUBAUER, Katrin: »Rückenschmerzen: Zu viele Operationen bei Bandscheibenvorfall – SPIEGEL ONLINE«, http://www.spiegel.de/gesundheit/diagnose/rueckenschmerzen-zu-viele-operationen-bei-bandscheibenvorfall-a-934529.html (abgerufen am 05.05.2015).

NIELSEN, Arya, u.a.: »The effect of Gua Sha treatment on the microcirculation of surface tissue: a pilot study in healthy subjects«, in: Explore (NY) 3/5 (2007), S. 456–466.

NGO, Suong N.T., u.a.: »Does garlic reduce risk of colorectal cancer? A systematic review«, in: J. Nutr. 137/10 (2007), S. 2264–2269.

OSTERMAN, Heikki, u.a.: »Risk of multiple reoperations after lumbar discectomy: a population-based study«, in: Spine 28/6 (2003), S. 621–627.

PEJOVIC, Slobodanka, u.a.: »Effects of recovery sleep after one work week of mild sleep restriction on interleukin-6 and cortisol secretion and daytime sleepiness and performance«, in: Am.J. Physiol. – Endocrinol. Metab. 305/7 (2013), S. E890–E896, (abgerufen am 11.05.2015).

PETERS, E.M., und E.D. BATEMAN: »Ultramarathon running and upper respiratory tract infections. An epidemiological survey«, in: South Afr. Med. J. Suid-Afr. Tydskr. Vir Geneeskd. 64/15 (1983), S. 582–584.

PIEPER, Rolf-Andreas: Gesundheit und Entspannung in der Sauna., Niedernhausen: Falken 1998.

PIETRZIK, Klaus, K.-H. BÄSSLER und Dieter LOEW: Vitamin-Lexikon, 3. Aufl., München: Urban & Fischer 2002.

PREUK, Monika: »Unsinnig, gefährlich, teuer: Die meisten Rücken-OPs sind überflüssig«, in: FOCUS Online, http://www.focus.de/gesundheit/ratgeber/ruecken/therapie/tid-24

925/rueckenschmerzen-85-prozent-der-ruecken-ops-sind-ueberfluessig_aid_709750.html (abgerufen am 05.05.2015).

RASPE, Heiner: Rückenschmerzen, Robert Koch-Institut 2012 (Gesundheitsberichterstattung des Bundes, Heft 53).

REILICH, Peter, und Fernando COLLA (Hrsg.): Myofasziale Schmerzen und Triggerpunkte: Diagnostik und evidenzbasierte Therapie, 1. Aufl., München: Urban & Fischer 2012.

RICHTER, Philipp, und Eric HEBGEN: Triggerpunkte und Muskelfunktionsketten in der Osteopathie und manuellen Therapie, 3., überarb. und erw. Aufl., Stuttgart: Haug 2011.

SANDVIK, L., u. a.: »Heart rate increase and maximal heart rate during exercise as predictors of cardiovascular mortality: a 16-year follow-up study of 1960 healthy men«, in: Coron. Artery Dis. 6/8 (1995), S. 667–679.

SAWICKI, Gregory S., Cara L. LEWIS und Daniel P. FERRIS: »It pays to have a spring in your step«, in: Exerc. Sport Sci. Rev. 37/3 (2009), S. 130–138.

SCHAIBLE, H.-G.: »Nozizeption und Schmerz«, in: SCHMIDT, Robert F., Florian LANG und Manfred HECKMANN (Hrsg.): Physiol. Menschen, 31., überarb. und aktualisierte Aufl., Heidelberg: Springer 2010, S. 298–314.

SCHLEIP, Robert: Lehrbuch Faszien, hrsg. v. Robert SCHLEIP, Marwan F. ABU-HIJLEH und Anne SCHULZ, 1. Aufl., München: Urban & Fischer 2014.

SCHLEIP, Robert, et al.: »Interozeption«, in: SCHLEIP, Robert, Marwan F. ABU-HIJLEH und Anne SCHULZ (Hrsg.): Lehrbuch Faszien Grundlagen-Forschung-Behandlung, 1. Aufl., München: Urban & Fischer 2014.

SCHMIDT, Robert F., Florian LANG und Manfred HECKMANN (Hrsg.): Physiologie des Menschen, 31., überarb. und aktualisierte Aufl., Heidelberg: Springer 2010.

SELYE, H.: »A syndrome produced by diverse nocuous agents. 1936«, in: J. Neuropsychiatry Clin. Neurosci. 10/2 (1998), S. 230–231.

SHAH, Jay P., u. a.: »Biochemicals Associated With Pain and Inflammation are Elevated in Sites Near to and Remote From Active Myofascial Trigger Points«, in: Arch. Phys. Med. Rehabil. 89/1 (2008), S. 16–23.

SPROESSER, G., H. T. SCHUPP und B. RENNER: »The Bright Side of Stress-Induced Eating: Eating More When Stressed but Less When Pleased«, in: Psychol. Sci. 25/1 (2014), S. 58–65 (abgerufen am 13. 05. 2015).

STAMPI, Claudio (Hrsg.): Why we nap: evolution, chronobiology, and functions of polyphasic and ultrashort sleep, Boston: Birkhäuser 1992.

STANDRING, Susan, Neil R BORLEY und Henry GRAY: Gray's anatomy: the anatomical basis of clinical practice, 40. Aufl., [Edinburgh]: Churchill Livingstone 2008.

STAUBESAND, J., und Y. LI: »Zum Feinbau der Fascia cruris mit besonderer Berücksichtigung epi- und intrafaszialer Nerven«, in: Man. Med. 34/15.2 (1996), S. 2.

STEEN, K. H., U. ISSBERNER und P. W. REEH: »Pain due to experimental acidosis in human skin: evidence for non-adapting nociceptor excitation«, in: Neurosci. Lett. 199/1 (1995), S. 29–32.

STEEN, K. H., u. a.: »Inflammatory mediators potentiate pain induced by experimental tissue acidosis«, in: Pain 66/2–3 (1996), S. 163–170.

STEFFNY, Herbert, und Ulrich PRAMANN: Fit for Run: Lauftagebuch – Trainingspläne und Ernährungstipps – Die wichtigsten Lauf-Events, 1. Aufl., München: Südwest 2001.

STRUNK, Angelika: »Faszien; Bindegewebe und Faszien als Basis der osteopathischen Therapie«, Lehrb. Osteopat., S. 38–44; 366–445.

SZABO, Sandor, Yvette TACHE und Arpad SOMOGYI: »The legacy of Hans Selye and the origins of stress research: a retrospective 75 years after his landmark brief ›letter‹ to the editor of nature«, in: Stress Amst. Neth. 15/5 (2012), S. 472–478.

UVNÄS-MOBERG, K.: »Oxytocin may mediate the benefits of positive social interaction and emotions«, in: Psychoneuroendocrinology 23/8 (1998), S. 819–835.

VAHEDI LARIJANI, Laleh, u. a.: »Evaluating the effect of four extracts of avocado fruit on esophageal squamous carcinoma and colon adenocarcinoma cell lines in comparison with peripheral blood mononuclear cells«, in: Acta Med. Iran. 52/3 (2014), S. 201–205.

WALD, N. J., und M. R. LAW: »A strategy to reduce cardiovascular disease by more than 80%«, in: BMJ 326/7404 (2003), S. 1419.

WAL, Jap van der: »The architecture of the connective tissue in the musculoskeletal system-an often overlooked functional parameter as to proprioception in the locomotor apparatus«, in: Int. J. Ther. Massage Bodyw. 2/4 (2009), S. 9–23.

WAL, Jap van der: »Propriozeption«, in: SCHLEIP, Robert, Marwan F. ABU-HIJLEH und Anne SCHULZ (Hrsg.): Lehrb. Faszien Grundlagen-Forschung-Behandlung, 1. Aufl., München: Urban & Fischer 2014.

WANG, Chun-Mei, Willmann LIANG und D.T. YEW: »Comparison of Two Old Phytochemicals versus Two Newly Researched Plant-Derived Compounds: Potential for Brain and Other Relevant Ailments«, in: Evid.-Based Complement. Altern. Med. ECAM 2014 (2014), S. 682 717.

WANG, Mei-Yeh, u.a.: »The efficacy of reflexology: systematic review«, in: J. Adv. Nurs. 62/5 (2008), S. 512–520.

WATZL, Bernhard und Claus LEITZMANN: Bioaktive Substanzen in Lebensmitteln, Stuttgart: Hippokrates 1999.

WESSINGHAGE, Thomas: Laufen: Alles über Ausrüstung, Technik, Training, Ernährung und Laufmedizin, 7., durchges. Aufl., München: BLV 2004.

WOLFF, R., u.a.: »Epidemiologie von nicht tumorbedingten chronischen Schmerzen in Deutschland«, in: Schmerz Berl. Ger. 25/1 (2011), S. 26–44.

Arzneiverordnungs-Report 2014, Berlin, Heidelberg: Springer 2014.

BKK BUNDESVERBAND: »Arzneimittel (BKK Faktenspiegel 02/2013)«.

»Daten und Fakten zur psychischen Gesundheit«, http://www.muenchener-institut.de/burnout-und-unternehmen/zahlen-daten-fakten/.

DOCCHECK MEDICAL SERVICES GMBH: »Merkel-Zelle – DocCheck Flexikon«, http://flexikon.doccheck.com/de/Merkel-Zelle.

DOCCHECK MEDICAL SERVICES GMBH: »Vater-Pacini-Körperchen – DocCheck Flexikon«, http://flexikon.doccheck.com/de/Vater-Pacini-K%C3%B6rperchen.

DOCCHECK MEDICAL SERVICES GMBH: »Ruffini-Körperchen – DocCheck Flexikon« (abgerufen am 20.04.2015).

Einkaufs- und Ernährungsverhalten in Deutschland, TNS-Emnid Umfrage des Bundesministeriums für Ernährung und Landwirtschaft 2014.

»Gesundheitsausgaben im Jahr 2013 bei 314,9 Milliarden Euro«, https://www.destatis.de/DE/PresseService/Presse/Pressemitteilungen/2015/04/PD15_132_23611.html (abgerufen am 14.04.2015).

Gesundheitsreport 2013, Bd. 28, Hamburg: Techniker Krankenkasse, Hauptverwaltung 2013 (Veröffentlichungen zum Betrieblichen Gesundheitsmanagement der TK).

Global recommendations on physical activity for health, World Health Organization, Genf 2010.

»HRV-Allgemein«, http://www.hrv24.de/HRV-Einfuehrung.htm (abgerufen am 20.05.2015).

»Mesenchym«, http://de.wikipedia.org/wiki/Mesenchym (abgerufen am 13.03.2015).

Nationale Verzehrsstudie II, Ergebnisbericht, Teil 2, Bundesministerium für Ernährung, Landwirtschaft und Verbraucherschutz; Max Rubner-Institut 2008.

»Powernahrung Sauerkraut«, in: Zentr. Gesundh., http://www.zentrum-der-gesundheit.de/sauerkraut.html (abgerufen am 13.05.2015).

»Rote Bete – lecker und schnell zubereitet«, in: Zentr. Gesundh., http://www.zentrum-der-gesundheit.de/rote-bete.html (abgerufen am 13.05.2015).

»Sauna in Deutschland | Wirkungen der Sauna«, http://www.saunaindeutschland.com/index.php?id=75 (abgerufen am 12.05.2015).

»S1-Leitlinie Vorsorgeuntersuchung im Sport«.

»Valsalva-Manöver«, in: DocCheck Flexikon , http://flexikon.doccheck.com/de/Valsalva-Man%C3%B6ver (abgerufen am 07.05.2015).

»The Valsalva Maneuver«, http://www.ems1.com/ems-products/education/articles/397955-The-Valsalva-Maneuver/ (abgerufen am 12.05.2015).

»Wissenschaftliche Untersuchungen, Gelotologie«, http://www.lachverband.org/Wissenschaft.53763.html (abgerufen am 12.05.2015).

YAHIA, L.H., P.PIGEON und E.A.DESROSIERS: »Viscoelastic properties of the human lumbodorsal fascia«, in: J.Biomed. Eng. 15/5 (1993), S.425–429.

YUHAS, Daisy: »Pets – Why do we have them?«, in: Sci. Am. Mind Mai/Juni (2015), S.28–36.

Jörg Blech

Bewegung

Die Kraft, die Krankheiten besiegt und das Leben verlängert

256 Seiten. Gebunden

Die Entdeckung eines Wundermittels, das gleichermaßen gegen das Altern hilft, wirksam bei Krankheiten von Osteoporose bis Depressionen ist, das Gedeihen von Kindern fördert und wieder Schwung ins Liebesleben bringt – wie lange haben wir darauf gewartet! Der Bestsellerautor und Wissenschaftsjournalist Jörg Blech präsentiert einen Wendepunkt der medizinischen Forschung: Die Heilkraft der Bewegung ist die Lösung für die großen Krankheiten unserer Zeit.

S. Fischer

fi 1-004414 / 1